奇跡の新鍼灸と手技治療

二千数百年の鍼灸史を覆した「半身症候鍼灸法」
第3の手技治療「律動法」

周気堂治療室院長　茂木 昭

知道出版

推 薦 の こ と ば

　私は茂木昭先生の本書『奇跡の新鍼灸と手技治療』を推薦します。世の中には、残念ながら本物とニセ物（ピンからキリ）が存在します。そして今は、この日本でもニセ物が大手を振っている社会になってしまいました。今の社会が経済優先主義となり、似たような結果を求めるだけで大切な本物を平気で捨て去るシステムとなってしまったからです。そのため、人体も環境も汚染しまくり、人の心も荒廃の一途をたどっています。これでは人が健康を保つことが難しいことはいうまでもありません。ジェネリック医薬品（いわゆるパチもん）等、主成分だけ同じですが、基剤などすべて本物と同じとは限りません。無農薬野菜と農薬づけの野菜、本物の食品と添加物だらけの食品、本物の技術と見せかけだけのマネ事、心ある人かいい加減な人か、本物とニセ物の区別が見つけにくい世の中で、しかもニセ物だらけの世の中です。

　そんな中で、茂木昭先生は、私の目から見て"本物"の治療家であるとハッキリ断言できる数少ない先生です。

　茂木先生が全身全霊をかけて執筆された本書は、治療家にとって教科書としても、又、患者さんや一般の方々にとっては貴重な本当の情報源として必ずやすべての人々の人生に大いに役立つものと確信します。

　どうか本書がより多くの人々の目にふれますように心より願ってやみません。

　　　　　　　　　　　　平成19年2月21日
　　　　　　　　　　　　〒556-0006　大阪市浪速区日本橋4丁目1-16
　　　　　　　　　　　　　　　　　　FAX 06-6645-7084
　　　　　　　　　　　医療法人山下病院　院長　山 下 弘 道

推薦のことば

　氣(大生命)は宇宙に存在するすべてのもの(銀河団、銀河、太陽系、地球、そして"あなた"私)の基礎です。すべてのものは大生命（氣）がそのものになることによって創造されています。すべてのものは大生命(氣)の表現体です。

　人間では…大生命→氣→原子化→分子化→細胞化→組織化→器質化→心身体化→"あなた"、私→大生命

　氣はその調和力で宇宙のすべてを一瞬一瞬に更新しております。それゆえ私たちは"生きている"のです。

　さらに、氣は"あなた"や私の深い望みのレベルにピッタリと一致して、種々の事柄を実現しています。私たちは自分が行っているように思ってしまいます。恐らく大部分の人はそのことを知らずに一生を終えてしまうでしょう。

　病氣の治療においても、例外なく主役は氣の調和力です。東洋医学、西洋医学、種々の代替医療もその背景で氣の調和力が支えています。何故なら氣の調和力無しには何ものも存在できないからです。ですから氣の調和力へのアクセスの深浅の違いで治療効果の違いが出るというわけです。深浅の差とは何でしょう。それは第一に診断の正確度のレベルです。何故なら氣の調和力は常に我々の内奥で我々の望み（診断）のレベルにピッタリと一致して発動するからです。

　この観点から茂木昭先生の開発された「半身症候鍼」「律動法」を検証してみますと、来訪者(クライアント)への望診、診断、治療、結果の検証のすべての段階で氣の調和力に一分のスキもなくアクセスしておられます。全身を正常か異常かの厳密なデコトミー(二分分析法)を行い、異常の部位、組織障害の程度、原因、さらにその奥に潜む原因を追究し、診断の正確さの純度を高めていきます。使用する経穴も最少におさえ、刺激もほとんどなく、我欲もスウィッチオフにし、文字どおり主役の座を氣の調和力に渡しています。驚異的な治療効果を上げているのも当然と思われます。

　さらに、秘密の特技としないで公開し、多くの治療家を育てておられます。ですから出来るだけ業友の鍼灸師がそのエッセンスを習得し、多勢の難病の方々を助けて欲しいと願っています。半症鍼は鍼灸師だからこそ出来ますので、すぐ茂木昭先生にアクセスして下さい。

横須賀市追浜町
パル鍼灸院　院長　渡辺康昭

はじめに

◆本書のタイトル「奇跡の新鍼灸と手技治療」

　この新鍼灸・半身症候鍼灸法と律動法を「古代中国の神医・扁鵲の透視治療の再現」としていることの意味を言いますと、筆者自身の診断能力が扁鵲の行ったと伝承されている「塀の外の人が見えた。患者を見ると体内が見えたという透視診断」この透視診断法を永年にわたり日常の臨床で実践しているということからです。そこから「奇跡の……」とう表現をしました。もちろん治療効果も国内、国外における従来の鍼灸治療とは一線を画すものです。

　治療家専門のセミナーでも20年前から、度々、建物の外の参加者の透視診断、遠隔治療を披露しています。さらに海外の患者への透視診断とそれにともなう遠隔治療をしてきました。それは海外6～7か国間ほどに及び、中国蘭州在住者への透視と遠隔治療では、入院中の膝関節症の感染菌を同定しました。その後、当人の訪日、来院によりそれを裏付ける検証をしています。

　中国河南中医薬大学病院では、大部屋病室の手術後の脊髄腫瘍患者を病棟の外、百メートルほどの距離から遠隔治療をしたことがありました。事前に鍼灸治療した医師よりも腰部、下肢の筋力が強くなり、目にした中医師、老中医師は呆然としていました。これは20数年前のことです。

　これらの事実から、筆者のこの透視能力を基礎として完成した半身症候鍼灸法と律動法はともに古代中国の神医・扁鵲の治療を再現したとしても決して誇大表現ではないだろうと思っています。筆者の遠隔透視診断の再現については当研究会ＨＰの動画をご覧ください。

◆半身症候鍼灸法と律動法の治療成果

1. 女子11歳　起立性調節障害　めまい、吐き気、立ちくらみ、腹痛、頭痛。1回の治療後、手足の筋力に弾力がつき、筋力向上。ふらつき、めまい、立ちくらみ、腹痛、頭痛なし。全身温感。完治。
2. 男性28歳、アトピー性皮膚炎。2回治療後70%解消。3回目の治療後、80%皮膚炎解消。
3. 女性48歳　バセドー病　1回の治療後眼球突出がなくなった。
4. 男性55歳　ジストニア　一回の治療後、首の左回旋へのけん引性強直が少なくなり、左に引かれていた顔が真っ直ぐ向けるようになった。
5. 女子8歳　ギランバレー　治療前は全身筋肉弛緩し筋力低下していた。足が浮腫み膨張していたのが、1回の治療後、全身筋力正常になる。完治
6. 女性39歳　バセドウ病　倦怠感、頭が重い。1回治療後甲状腺の脹れなくなった。眼球の突出もほとんどない。
7. 女子9歳　食物アレルギー。魚を食べると口かゆくなる。1回の治療後、魚アレルギー軽くなり、刺身も食べられるようになったと言う。
8. 男性46歳　ジストニア　10年前に発症。首が左回旋に曲がってしまう。1回目の治療後、首回旋が80%戻った。
9. 女性56歳　腰椎4番・5番間の椎間板ヘルニアが2回の治療で回復。足のもつれと腰痛がなくなった。
10. 男性46歳　腰椎2・3・4番の椎間板ヘルニア。1回の治療で腰痛、股関節痛、臀部痛などの症状がすべて消える。
11. 男性54歳　脳動脈瘤の視神経圧迫による視力低下。歩行者の確認が遅れ道路の歩行にも支障があった。2回目の治療で劇的に回復。43回目の治療時には車で首都高速を自ら運転して来院。
12. 男性39歳　バイク事故による頚椎椎間板ヘルニアが2回の治療で完治。

13. 女子14歳　側弯症とアトピー皮膚炎が1回の治療で軽減。4回目の治療でアダムステスト正常。側弯症ほぼ正常。9回目の治療後に側弯症とアトピー性皮膚炎が完全に正常となる。
14. 男性56歳　C型肝炎。初診から5ヶ月経った3回目の治療後、GOTが280→58、GPTが145→30と推移。
15. 女性55歳　リウマチの痛みが1回目の治療で軽減、2回目の治療後には病院の検査でリウマチ反応が陰性となる。
16. 女子5歳　先天性弱視で強度の乱視と遠視も併発。逆さまつげが角膜を傷つけていたが7回目の時点で改善され二重まぶたに。12回目の治療後で両眼視力が1.2となった。
17. 男性26歳　そううつ気味で自殺願望あり。5回目の治療以降に自殺願望が消えた。
18. 男性35歳　脳性小児麻痺、左足運動障害、ポリオウイルスを検出。1回目左右手関節の拘縮解消。2回目左足関節外旋障害が解消する。

　……難病視される疾患がたった1回で完治することも珍しくありません。これらの驚異的治療成果はすべて半身症候鍼灸法と律動法によるものです。検査は精緻で多岐にわたるものですが、その治療自体は1～2ヶ所のツボにごく浅く鍼を刺すだけか、あるいは、腰椎5番という骨に20秒ほど手を触れるだけという非常にシンプルなものです。全身組織はそのわずかな治療刺激でないと受け入れず、治せないということなのです。

　わたしは律動法では20年前から、鍼灸法は11年前より専門書、専門家向けのセミナーで、世に問うています。鍼灸法では旧来の東洋医学理論の枠を解かれた新しい身体観・治療観を知らなければ深遠な身体機能の世界を究明することはできません。治ることでしか理論の正当性も証明されません。

　しかし、縁あってこの本を手にした皆さんならばきっと、その内容を納得できるでしょう。なぜなら、治療法の詳細な部分を除けば、誰もが

理解できる当たり前の真実しか記述していないからです。

◆素朴な「なぜ？」に答える

　さらに、この本では、日頃みなさんが心に抱いている健康や病気についての素朴な疑問についても細かく答えています。

　　「治るとはどういうことか？」
　　「痛みの消失と治癒は同じことか？」
　　「痛みの原因は何か？」
　　「生命力・回復力とは何か？」
　　「間違った治療を受けるとどうなるか？」
　　「根本治療には即効性がないものなのか？」
　　「なぜ背骨が歪むのか？」
　　「病気の根本原因は何なのか？」
　　「気というもので本当に治療できるのか？」
　　「いい気と悪い気があるのか？」
　　「健康にいいものと悪いものの見分け方があるのか？」

　……こういった疑問からスタートし、みなさんが自分自身の体と向きあって、自ら探求できるような構成となっているのです。
　まず第1章「新しい気と治療の世界」では健康と治療の関係について、脳と脊髄、気（エネルギー）の観点から解き明かし、第2章「筋肉の言葉に耳をかたむける方法」では体を深く知るための最高の計器である筋肉を活用した筋肉反射テストの方法を学ぶことになります。
　次に第3章「筋肉反射テストでいのちに触れる」では筋肉反射テストの実用的な使い方を紹介していき、さらに、第4章「治療の原点に迫る半身症候鍼灸法」では半身症候鍼灸法を、第5章「生命のゆらぎを整える律動法」では律動法をそれぞれ紹介して、これらの治療法についての

専門的な知識を通して人体に対する洞察を深めてもらいます。

◆この本であなたの気が整う

　広く一般の人にも読んでもらえるようになるべく平易な言葉を選んで書いたつもりですが、それでも後半では人体についての正確な表現をするために専門的な用語がいくつか登場します。もっとも、専門的と言ってもよく読むと分かるように工夫しているので、より深く体を知りたいという人は、少しずつでもいいのでぜひ読み進めてみましょう。

　医学やさまざまな治療法に詳しい人よりも、専門知識のない人の方が先入観のない分、素直に吸収することができるでしょう。

　この本の読者に一つプレゼントがあります。この本にはみなさんの気（エネルギー）を整える働きがあるので、読む度に、毎回体が調い、心が安定します。読んでいるうちに姿勢が自然に整い、目がパッチリと開き、呼吸が深くなってきたなら、脳と神経の働きが整ってきた証拠です。

　肩を上下、首の回旋、腰の左右回旋、腹部の固さなど、みんな改善するはずです。椅子に坐って、この本を骨盤に10秒立てかけてみて下さい。

　なぜそのようなことが起きるのかは、この本を読み終わる頃に理解できていることでしょう。

　　平成26年5月吉日
　　　　　　一般社団法人律動法　理事
　　　　　　半身症候鍼灸法・律動法研究会　代表　　茂木　昭
　　　　　　周気堂治療室　院長

※本書は『生命のささやき』（2007年刊行）を加筆、改訂したものです。

奇跡の新鍼灸と手技治療
目次

奇跡の新鍼灸と手技治療●目次

推薦のことば　1
推薦のことば　2

序章
鍼灸師・柔道整復師に広く問う　17

第1章
新しい気と治療の世界　31

「治る」とはどういうことか？　32
痛みやコリの訴えに耳を傾ける　34
自分の体を正しくとらえるということ　36
正しい治療と間違った治療の違い　38
正しい治療は脳と脊髄を正常にする　40
正しい治療には即効性がある　42
生命力が回復するとこうなる　44
脳・脊髄と骨格の関係──①　46
脳・脊髄と骨格の関係──②　48
脳・脊髄と筋肉の関係　50
筋肉反射テストで脳・脊髄を検査する　52
腰椎5番ですべてを調整できる　54
半身症候の発見　56
律動法と半身症候鍼灸法　58
体はわずかな刺激でなければ反応しない　60

精緻な検査・診断・治療が到達した「気の世界」　62
「気の治療」は澄気でなければならない　64
生命へささやきかける気の世界　66
半身症候鍼灸が発見した新しい気理論　68

◆周気堂治療室の案内◆　70

第2章
筋肉の言葉に耳をかたむける方法　……… 71

脳と体のつながりを探る筋肉反射テスト　72
筋肉反射テストが可能にすること①　74
　正常と異常を的確に見分ける
筋肉反射テストが可能にすること②　76
　病気・症状の原因を明らかにする
筋肉反射テストが可能にすること③　78
　治療の可能性が広がる
Oーリングテストとの違い　80
精度の高い筋肉反射テストを行うには　82
律動法・半身症候鍼灸法式チューニング法①　84
　スイッチング（邪気）の検査
律動法・半身症候鍼灸法式チューニング法②　86
　チューニング法
治療者の姿勢について　88

筋肉反射テストの基礎　90
母指・小指対立筋テスト①　92
母指・小指対立筋テスト②　94
三角筋テスト①　96
三角筋テスト②　98
ＴＲテスト①　100
ＴＲテスト②　102
筋肉反射テストに習熟するには　104

◆目は脳の窓◆　106

第3章
筋肉反射テストでいのちに触れる …………107

筋肉反射テストで検出される異常について　108
ＴＬによって全身をスキャンする　110
どんな問題が起きているのかを知る　112
原因と結果の連なりを解きほぐす　114
2点ＴＬで問題の根を探る　116
筋肉反射テストで見えてくる病の真因　118
心の病の正体は感染と頭部打撲　120
首の問題は全身へ影響する　122
背骨の基本的な検査　124
頭部・内臓の基本的な検査　126
そのほかの検査について　128
起きている症状の原因を探る　130
細菌・ウイルス感染の有無を探る　132

微細骨折の検査法　134
電磁波の悪影響を調べる　136
食品添加物・衣類の悪影響を調べる　138
新築家屋の悪影響について　140
自らの体を知る義務がある　142

◆アレルギー性鼻炎の治し方◆　144

第4章
治療の原点に迫る半身症候鍼灸法 ………… 145

新鍼灸（半身症候灸）は二千数百年の鍼灸を覆した　146
鍼灸への疑問①　150
　鍼灸はどこまで治しているのか？
鍼灸への疑問②　154
　治す理論のみで鍼灸学には生体機能向上理論が存在しない
鍼灸への疑問③　156
　鍼灸はなぜ進歩しなかったのか？
鍼灸への疑問④　158
　鍼灸は本当に根本療法か？
古典から原点へ回帰する半身症候鍼灸法　160
高いレベルの望診を追求する　162
半身症候カテゴリー診断とは何？　164
少数穴治療の意義　166
半身症候鍼灸法の施術の流れ①　168
　筋肉反射テストの準備
半身症候鍼灸法の施術の流れ②　170

全身の異常箇所と骨格系の検査
半身症候鍼灸法の施術の流れ③　172
　　症状箇所の検査と原因の追究
半身症候鍼灸法の施術の流れ④　174
　　半身症候カテゴリー診断
半身症候鍼灸法の施術の流れ⑤　176
　　ツボの選定と刺鍼
半身症候鍼灸法の施術の流れ⑥　178
　　治療中・治療後の検査
極めれば医療的透視法や遠隔治療も可能　180
従来の鍼灸法への応用①　182
　　チューニング法
従来の鍼灸法への応用②　184
　　経絡診断
従来の鍼灸法への応用③　186
　　選穴法
半身症候鍼灸法の治療例①　188
半身症候鍼灸法の治療例②　190
半身症候鍼灸法の治療例③　192
半身症候鍼灸法Q＆A　194

◆講習会の案内◆　196

第5章
生命のゆらぎを整える律動法　　197

生きている人体は常にゆらいでいる　198

律動法は生命のゆらぎを整える治療法　200
「止まった骨」と「動く骨」の違い　202
筋肉反射テストによるリスティングの検査　204
頭蓋骨と脳の検査　206
微細モーションパルペーションについて　208
骨盤症候カテゴリーと半身症候　210
骨盤症候カテゴリー診断の方法　212
律動法の最終メジャーは腰椎5番　214
腰椎5番の律動調整　216
律動法の施術の流れ①　218
　　筋肉反射テストの準備
律動法の施術の流れ②　220
　　全身の異常箇所と骨格系の検査
律動法の施術の流れ③　222
　　メジャーの追求から骨盤症候へ
律動法の施術の流れ④　224
　　腰椎5番の検査・診断・調整
カイロプラクティックへの応用　226
律動法の臨床例①　228
律動法の臨床例②　230
律動法の臨床例③　232
律動法Q＆A　234
『限界のない鍼灸治療』
高度医療を追求する鍼灸師に向けて　240
脊柱の変位と側弯のパターン理論　242

おわりに　244

序章

鍼灸師 柔道整復師に 広く問う

鍼灸師・柔道整復師に広く問う

◆新しい気の理論

　鍼灸師でなくても一般の方でも東洋医学鍼灸理論における気の概ねの知識は持っています。経絡と経穴理論です。しかし、視覚でとらえられない空気の存在は科学的に知ることができますが、この気については確実に知ることはできません。この気の存在を知るには活用する立場の鍼灸師による臨床だけです。気功についてはますますあいまいな理論になってきます。

　鍼灸治療ではこの気をどのようにとらえているのか？主に脈診、触診により診断した経絡を正常にするべき刺鍼を行いますが、その結果の検証も以上の治療前の診断結果の改善を確認するわけです。では、その人体全体の経絡を流れる気の状態を知覚できているのかどうか？

　身体一部の気の流れを感じているという治療家はいますが、人体全体の経絡の気の流れを知覚できる人を寡聞にして知りません。
国内あるいは中国での中医学でも同様に聞きません。脈診などを通して知るとしても実際の人体全体の気の流れを知覚できていないのならそれの検証もできないはずです。身体一部の気がわかるというのなら、実際に大量の動脈血、静脈血が流れているのですから、少し敏感な人ならその流れを感じられるのは当然です。

　では、確実に知覚できている新しい気の存在を紹介しましょう。律動法における骨盤症候もこの気の調整を目的とした診断と治療法なのですが、半身症候鍼灸法における刺鍼点1～2箇所はこの新しい気の理論、治療学に基づく治療なのですから、その1～2か所の価値は非常に高いもので、この気は他のあらゆる鍼灸法や、いくら数多く刺鍼しても、種々の鍼による刺鍼、多手技をもってしても調整できない厳しい気の存在を指します。

一人の人体全身を着衣ごとイメージしてください。次に着衣下の人体です。まず温かい皮膚を通した筋肉があります。そして中には内臓、さらに内部に体幹の芯を構成している脊椎があります。頭部はどうでしょう。頭蓋骨があり、内蔵されている脳があります。表面は心、感情を表現している顔面、同じく眼球があります。そして血液の循環があります。当たり前のことを言いましたが、脊椎、四肢骨、頭蓋骨、内臓これらすべては生きています。静止時においても、すべての組織は全身の血液循環に伴う生体現象としての微細な運動、動きがあるのです。どの組織も、血液もみな生きているからです。これら生体組織全体の生命現象としての不可視なエネルギー現象をこの新鍼灸法と律動法でいう新しい気の理論としています。肉眼的視覚とは異なる感覚で確実に知覚しています。

　経絡のように生体内にルートがありそこを気血栄衛が流れ全身の組織を潤すという理論とは大分違います。経絡理論は機械構造的で各部品を稼働させている電気系統のように感じられます。その新しい気の理論については別の項で説明しています。

◆現代の鍼灸は、西洋医学系病院医療の間隙を埋める癒し系に堕した

　病院医療はその医学上の限界内からそれなりに責任を果たしていると思うのですが、鍼灸はそれとは根本的に異なります。古典鍼灸理論を初め科学化されていない部分は広大です。つまり、未知の無限の可能性があるということです。鍼灸、高度手技治療以外に、この現代医療が効果を上げられない多くの人々を救う医療はないのですから、全員が癒し系に向かうなか、わずかな正統医療を目標とする人々は難病、高度医療に挑戦をしなければならないのです。

　カイロプラクティク、オステオパシー界は確かに素晴らしい理論体系があります。これは鍼灸理論に勝るものがあります。骨格系が生体構造上重要であることと筋肉系、内臓系の脊髄神経、自律神経の伝達路でありながら、古典鍼灸理論はその診断学が極めて貧困であることです。近

年、鍼灸界が「美容鍼灸」に関心を向けてきているのも、治すことから遠ざかり、安易に効果があいまいな分野を自ら求めているのです。鍼灸業界が自らの鍼灸効果に対する自信の欠如、不信を表す現象ととらえます。

◆医療界での鍼灸師と柔道整復師の使命は治すこと

　病院医療以外の治療、つまり医療類似行為と言われる鍼灸、あんまマッサージ、柔整師及びカイロプラクティック、その他癒し系の整体等が、明らかに増加してきています。有資格者としての柔整師、および鍼灸師にしても保険適用など純粋に医療的治すことを主目的とすることから、疲労回復及び肩こり、腰痛、手足の関節痛の根治は目的とせず、一時的緩和を主目的にした営業性の高い治療に移っています。

　これらの治療分野でも一時的緩和より根治の方がよいのは当然ですし、病院医療で完治しない多くの難病、難治疾患を改善したいというのが一般大衆の最大の期待であるはずです。

　しかし、社会的要請の高い、多くの難治疾患、病気の治療に対して積極的に応えようとする治療家があまりに少ないのです。まだ最近のことですが鍼灸界の各団体が打ち出した「需要の喚起」の標語がありますが、治りたいという患者は市井に満ちているのにそれを忌避して、治りやすい患者を求めてもそれは無理な話です。患者の存在を鍼灸師から需要と見て、患者を増やそうでははかないません。患者がいなくなることが医療者の目標であるはずです。

　一本の細鍼、患者に接触する片方の手掌は、正しく使えば、これほど多くの人々を救える尊いものはないのです。ただ、ここで話しても、まず大部分の鍼灸師、治療家は疑いの表情になるはずです。それはまず読者の治療家の皆さんは見たことがないのですから。

　また優れた治療家になろうという志しがあれば自ら進んで最高の治療、治療家を世に探し求めているはずですが、しかし、そのような治療家は今日、全く稀有な存在に過ぎません。向上しようとしない人たちは

すべて守りに徹します。向上心がなければ、今の自己の実力を客観視したくありません。自分以上の存在、技術を否定する方が早いからなので、便乗できる権威を探すことに徹します。こうして指導者、学習者に共通する姿勢が見学しない、見学させないで、もっぱら理論面の指導で煙に巻くことになるでしょう。

◆ 柔整師には律動法、鍼灸師には新鍼灸法がある

　古典鍼灸理論成立以前の鍼灸法の再現として新鍼灸・半身症候鍼灸法取り上げました。あの膨大にして東洋哲学でがんじがらめになった鍼灸理論には検証がありません。ただこうなっている、こうするものだという理論を生体現象に当てはめ、発展性がないものでした。正しい臨床理論は生体現象を観察し、そこから見出した理論を更に生体現象に活用してより高次の理論を見出すものでなくてはなりません。このようにして無限に発見される生体現象の多くは、現在医学が将来においても未知の領域のまま留まるはずです。

　素問・霊枢理論ではすべてが古代人の考察した理論でその理論による活用でした。素問霊枢以前の扁鵲の透視診断治療は全くそれとは異なり、治療者、自分自身の能力、知覚で診断し、その改善状態も自己の目、知覚により確認するものです。そして最も重要なことはその変化過程をもつぶさに知覚することができるのです。2千5百年前の古代医師が語った、ほとんど再現不可能な伝承文献によらなくても、この半身症候鍼法、律動法の創始者が筆者です。同時代の読者に同時代の言葉で伝え、その技を数多くのセミナーで披露してきました。あるいは実際の臨床現場の見学を受け入れています。何一つ隠し事、秘伝はありません。国内の治療家なら国内にいながら学び、修得することができます。

　律動法も新鍼灸法にひけをとらない完璧、究極の手技治療法です。あなたのその手掌で人体組織のすべての生命現象を知覚することができるのです。診断できるということはその領域まで回復させることが可能な

のです。動脈・静脈の流れの様子、オステオパシー、カイロプラクティックでの究極理論の脳脊髄液循環まで手に取るように理解できるのです。

両者に共通することは、新しい気の理論での気が生体の内外に上下に循環し、それに伴う生体全体の生命現象の状態を知ることができます。ちょうど海上から海中を想像するのが今までの気であり、新鍼灸法と律動法での診断と治療は海中から見ます。すると魚群、海底の海藻と共にその潮流が生のまま見られます。このとき見れる潮流が人体でいえば新しい気の実体です。人体内を水族館で水中を見るように診断し、治療することができます。

◆鍼灸・柔整師という資格は病院医療が治せない多くの疾患を治せる

鍼灸師、柔整師はこの資格の価値を知っているのでしょうか？　鍼灸師は治療上正確な細鍼一〜二本の浅刺で、柔整師なら修練を積んだ、その手掌を患者に触れることで、病院医療ではほとんど治せない多くの疾患が治せるのです。そして多くの病んでいる人々に喜びを与えられます。

全国の病院医療に携わる多くの医師たちは、人体機能を害する薬物を使い、組織を破壊するメスによる方法しかできないのです。通院、入院から受けた感染症等をもとに更に多くの難病が発生し、手術が行われています。そして医原病の実体はほとんど知られていません。その悲惨な実態も高度の治療の世界を理解したときでなければ知ることができないからです。

筆者の臨床では、病院医療で不可能な多くの難病を含め、筆者一人での一日の患者数が100人を超えることもあります。すべてが実費治療です。

頸髄損傷の手足麻痺で来院した患者が、わずか1〜2個所の後頭部への浅刺で一瞬にして手指が動きだし、車椅子に座る膝のわずかな拳上が、下げる術者の力に抵抗ができるようになり、付添いの家族が歓声を上げる光景が見られるのです。このような不慮の事故に遭遇する可能性は、

我々医療家と言えどもいつ発生するかわかりません。
　有資格者というだけでもそれなりの責任がともないます。教育課程で解剖実習を受けてきたわけですから、なんらかの医療に貢献するか、臨床に取り組まないのなら提供者への冒涜です。

◆痛みを消失させるのは簡単だが治すのは難しい

　ちまたに溢れる多種多様な治療理論においても、全くといっていいほど知られていないことですが、実は、痛みというものはその箇所の機能を低下させることで容易に消失するのです。このことは、麻酔が脊髄神経を一時的に機能低下させることで麻痺状態を作り出して、痛みを感じなくさせていることを考えれば理解できるでしょう。

　例えば、痛む部位へ人体にとっての有害物質である鉛や殺虫剤を含んだ蚊取り線香の破片等を貼り付けてみると、その箇所の神経の機能が低下した結果、わずか数秒後には痛みが消失してしまいます。このとき、その部分の筋肉を触るとコリや固さが無くなっているはずです。
　一見してコリが取れて筋肉が柔らかくなり、痛みが無くなったのなら喜ぶべきことだと思えます。鍼灸師や柔道整復師であれば、そのような状態を目指して治療を行っている人も少なくないでしょう。
　しかし、ここでは筋肉が弛緩して弾力を消失してしまっていることに注目しなくてはいけません。つまり、単に人体の機能が低下した結果として痛みが消失したのであり、その原因が治ったわけではないのです。

　刺鍼（鍼を刺すこと）によって痛みが消失したとしても、人体の機能の回復によるものではなく知覚が鈍磨しただけかもしれません。一般的な鍼灸治療が対症療法を主にした病院医療と同程度、あるいはそれ以下の評価しか国民から得られていない理由もこういったところにあるのでしょう。

各種の鍼灸法の説明でも「戻り」──つまり、治療後に症状が戻ってしまうという意味の言葉をよく耳にします。鍼によって症状は取れるけれど、慢性疾患はなかなか治り難いというのが、鍼灸師の間の共通の認識のようです。

　そのため、難治疾患患者は鍼灸院を敬遠し、もっぱら鍼灸師は半病人の健康管理に甘んじているように思えます。しかし、「予防医学」を名乗るあるいは「未病を治す」としても、現在のさまざまな難病を治せることが大前提でなければならないでしょう。
　近年、鍼灸界では不適応疾患（鍼灸で治せない疾患）の病名を増やし、なかには日常的疾患も多数取り込んでいます。これは病院医療での無効疾患の多さに協力しているかのようでもあり、これでは、鍼灸がいかに治らないかを自ら公表しているようです。このような状況から、国民は鍼灸に何を期待すればよいのでしょうか。
　これがわたしなりの率直な疑問ですが、医療の進歩には、受ける国民側が正しい知識により、高い要求をしていくことが重要です。

◆今、治らない痛みがまん延している

　さらに、感染症についてはどうでしょうか。ここ数年、手、足、肩、膝等の関節痛の病院、治療院で治らない疾患が急増しています。これらはヒト口腔内連鎖球菌、MRSAなどを中心とした病院、医院での感染症によるものが大部分を占めています。半身症候鍼灸法と律動法の延べ数10万人におよぶ治療経験では、感染症が多くの疾患に関与しているということが分かっています。一般的に「感染症」と呼ばれている疾患以外にも、あらゆる疾患や症状について、細菌やウイルスの感染がかかわっているのです。
　ただし、全身性感染症の体内における感染状態の分布については、血液検査を主体とする病院における検査では、ほとんど診断不可能です。

ぜんそくやアトピー性皮膚炎といったアレルギー性疾患の場合でも、半身症候鍼灸法の検査では、ほとんどのケースで感染症が深く関与していることが分かっていますが、病院で細菌・ウイルスの診断をされた話を聞いたことがありません。

そういった意味で、わたしがここで書いていることは医療の常識を覆すことだといえますが、ここでも、我々は病院医療が医学的に完璧だという固定観念にいかにとらわれているかを思わずにはいられません。

なお、この半身症候鍼灸法では、鍼灸の古典で言う経絡（気の流れるルート）の方向性は認めていますが、基本的には伝統ある古典理論も全くといっていいほど無視しています。

その代わり、疾患の状態や異常箇所について解剖学的に正確にその障害の状態を解明する未知の検査法を開発したことで、病院医療の限界を超える治療が一般的状況になっています。鍼灸の古典理論を無視しているにもかかわらず、数々の難病への画期的な効果を上げている事実は何を物語るのか考えてほしいと思います。

◆治す鍼灸のために、治らない経絡経穴治療を排す

すでに一般社会の評価では鍼灸は他の各種治療法、癒し系の治療法の中に埋没されています。伝統鍼灸の3千年を宣べても、その治療効果のレベルを一般大衆が知り抜いています。マッサージに近い一時的症状の解消や癒しに価値を認める愛好者に対応する鍼灸はそれでよいのですが、病院医療の限界を超える、本来の鍼灸の特性を生かす鍼灸を追究するのなら古典鍼灸理論の矛盾点を直視しなければなりません。そして治療効果を画期的に向上させることです。確信の持てない治療を続けていると治療家自身の体を壊します。

古典鍼灸理論の疑問点。まず現実の患者の生体現象を知らずして、古典理論をそのまま生体に当てはめることをしています。このことから、

古典理論で言っていないことについて驚くほど知りません。体調不調のとき、左右に偏る症状の存在があります。胃腸疾患を例にすると大きな反応として正中線から分けて左右に触診してください。右側か左側か片方だけに膨満感、強張り、あるいは軟弱、弛緩等の異常反応が生じています。左右差がないときは正中線沿いに縦に幅2〜3センチの領域に上記の異常反応が生じています。婦人科なら正中線から左右に分かれます。右側のときは子宮の右半分、右卵巣、右卵管に異常反応が生じ軽い炎症が起きています。これを半身症候鍼灸での基本的診断の1ポイントとなります。しかしこのような大部分の人に起きているこの左右差の触診が古典理論にはありません。これは胸部から頭部、脳内にも同様な状態が起きています。古典は現実から乖離した理論の感があります。

　その他、脈診による経絡診断を含め、数々の矛盾点が存在します。
　自己の感覚で、思考で検証してみることです。効果があるはずではだめです。本当に効果があるということを検証することです。
　その上で、確信を持てるなら改めて導入すればよいのですから。
　その検証ができないのなら即効、古典鍼灸理論を捨ててみませんか。楽しいほど確実な治療ができるようになります。そして臨床成績を向上させることができるでしょう。まず、臨床効果の向上のために、古典理論を排すことが不可欠な要件です。

◆治療の修得は見学から！　治る治療を見たことない鍼灸師

　前の項でも触れましたが、やはり鍼灸臨床家として次の要件は、臨床の見聞、見学です。各団体指導者の臨床を見ても、講演会場で見せるのは、触診、脈診くらいで後はどこがどのように異常で、どこか改善されたのか、治ってきたのか具体的体の説明がされません。通常の臨床までも、ほとんどマッサージ式に直ぐ寝台上に横にします。治療後は置鍼、灸と赤外線ランプで知覚鈍麻させます。そして起き上がらせ終了です。
　このような具体的診断を欠いた臨床では、権威保持上、実際の臨床を

見学させることを忌避したくなるのでしょう。学習者が他者の治療を見学する際も、自身の臨床に対する自信のなさ、勉強不足から見学することを嫌います。臨床家のカーテンは同業者の視線を遮蔽するときに、特に強固な存在になっています。

　鍼灸は建造物でも工芸品でもありません。形が残らないので鍼灸とはなにか実際の臨床の様子を見なければ全く判断がつきません。わたしの治療室では鍼灸師、鍼灸学生なら、二人以上であれば見学を受け入れています。ただ、見学者として非常識な態度の人は困ります。まず見ることからです…

◆遠隔治療による治療成果

　本書で解説している半身症候鍼灸法と手技療法の律動法はわたしの創案した治療法ですが、どちらも実際の治療室での治療現場を収録したビデオ・ＤＶＤが市販されているので、その効果の実際を目で見て確認できます。
　治療法の学習における第一歩は、何よりも効果の実際を見聞してそのレベルを確認することにあり、学習対象となる治療法の優劣を自らの直感で確認しなくてはならないのです。ともすれば、権威に便乗した書物中心の学習に終始することが大勢を占めているようですが、書物から治療の真価を伝えるには自ずと限界が生じてきます。

　ＤＶＤ『臨床現場シリーズ・半身症候鍼灸法』(たにぐち書店)、ならびに、ＤＶＤ『律動法の実践』(たにぐち書店)では、悪性腫瘍を始めとする各種の難病の治療、遠隔治療、各種感染症の治療、犬・猫への気鍼及びL5の律動調整、スポーツのフォーム調整のための治療、楽器演奏の向上のための治療など、多数の症例を収録しています。
　では、半身症候鍼灸法の治療の様子を紹介しましょう。一人の治療時間は5～6分で、わたし一人での一日の治療患者数は100人を超すこと

もあります。110人のときもありました。横浜の治療院へは、難病患者が沖縄、北海道等の遠方から、時には海外からも来院します。犬・猫も気鍼で毎日治療しますが、ハクビシンの湿疹の治療もしました。待ち時間は3時間を超えることもあります。

　気鍼についても説明しましょう。気鍼とは、通常の金属の鍼を使用せず、気（エネルギー）による鍼を患者から数メートル以上離れたところから刺鍼（鍼を刺す）する技術であり、鍼を怖がる乳幼児や神経症患者、動物に対する鍼治療を完璧に行うことができるメリットがあります。
　一方、遠隔治療には気鍼による方法と律動調整による方法がありますが、20年以上にわたって海外各国への治療をしてきた経験があり、治療効果が見られなかったことは一度もありません。

　その数例を挙げてみますと、平成17年8月の台風の中の八丈島で、海岸に転落して意識を失ったダイバーに対する遠隔治療を行いました。遠隔治療を行った直後に顔色が良くなって翌日には意識を取り戻し、その一週間後には退院し、社会復帰したのです。
　また、半身症候鍼灸法のセミナー終了時において、参加していた鍼灸師、有馬氏の90歳になる母親への遠隔治療では、参加者の見守る中で行いました。このときは横浜から、鹿児島の病院の集中治療室に入院している患者への遠隔治療となりましたが、2日後には麻痺もなくなって、水もスムーズに飲めるようになり、耳も聞こえるようになりました。さらに、その1週間後には酸素マスクも取れて、大部屋に移っているほどの回復ぶりです。
　ただし、この遠隔治療は現在、一切行っていません。それは一般社会が治療というものを安易にとらえ、生体を軽視している風潮が強いからです。

　この「はじめに」は主に鍼灸師の読者へ向けたメッセージとなりまし

たが、本文については、基本的には一般の人にも治療を仕事にしている人にも分かりやすいように書いたつもりです。

　次に、一般の方々へのこの鍼灸法の活用法を挙げておきます。それは、鍼の代わりにヘアーピンを使います。本書での鍼を刺す箇所は、すべてヘアーピンの切れている側を30秒間接触固定してみてください。確実に効果を上げることができるのです。

　限りない発展性のあるこれら2つの治療法の修得について関心を持ち、本書を十二分に活用してもらえたなら、それに勝る喜びはありません。

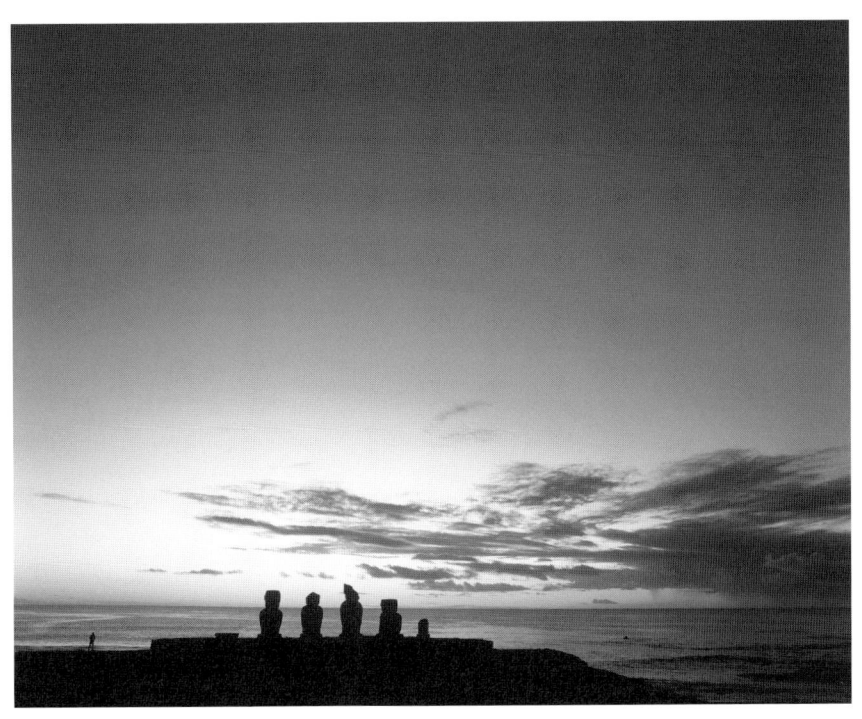

第1章

新しい気と治療の世界

「治る」とはどういうことか？
痛みやコリの訴えに耳を傾ける
自分の体を正しくとらえるということ
正しい治療と間違った治療の違い
正しい治療は脳と脊髄を正常にする
正しい治療には即効性がある
生命力が回復するとこうなる
脳・脊髄と骨格の関係──①②
脳・脊髄と筋肉の関係
筋肉反射テストで脳・脊髄を検査する
腰椎5番ですべてを調整できる
半身症候の発見
律動法と半身症候鍼灸法
体はわずかな刺激でなければ反応しない
精緻な検査・診断・治療が到達した「気の世界」
「気の治療」は澄気でなければならない
生命へささやきかける気の世界
半身症候鍼灸が発見した新しい気理論

「治る」とはどういうことか？

◆症状との追いかけっこをしていませんか？

　みなさんは「治る」ということをどのようにとらえているでしょうか。
　痛みのある方は、その痛みが取れることで治ったと感じるかもしれません。そのほかの症状のある人は、症状が軽減したりなくなったりすることで治ったと感じるでしょう。
　しかし、病院やさまざまな治療院でいったんは治ったとしても、何度でも痛みや症状はぶり返してはこないでしょうか？　あるいは別の形での不調が現れてはこないでしょうか？
　まるで「もぐら叩き」のもぐらのように、こちらを叩けばあちらから飛び出してくるといった具合に、症状との追いかけっこは延々と続き、病院や治療院との縁はなかなか切れません。そして、気がつけば体力は衰え、身も心もどんよりとして、鈍磨した状態になってしまいます。
　「痛みが取れた」としても決して「真から治った」にはなっていないのです。

◆痛みを消すのは簡単

　ここで興味深い実験をご紹介しましょう。鍼灸師を対象にしたセミナーでわたしが行っているデモンストレーションです。
　鍼灸ではコリや痛みを解消することを治療の目安にしていますが、実は「ある物」をコリの部分に貼ると、その痛みやコリが即座に消えてしまうのです。
　セミナーの参加者はみな鍼灸師ですから、最初に被験者の腹部に触ってコリと圧痛（押したときの痛み）を確かめてもらいます。その後、わたしが「ある物」をコリのあたりに貼り、参加者に再び腹部を触っても

らうのですが、そのときには不思議なことに圧痛が消えているのです。
　わたしが貼ったものの正体——それは殺虫剤である蚊取り線香を砕いたものです。この場合、貼るのは蚊取り線香や鉛、化学薬品など人体に有害な物質でなければならず、米粒など無害なものを貼ったとしても、このような効果はないのです。
　この実験で「農薬や鉛には体を治す作用があるのか」と早合点してしまう人もいるでしょう。しかし、普通の感覚で考えれば、農薬や鉛といった有害物質の刺激が人体を健康にするわけがありません。
　では、いったい何が起こっているのでしょうか？
　感覚の鋭い鍼灸師であれば、蚊取り線香を貼った周囲はコリだけではなく正常な張りまでも失われ、ほかの部位と比べて冷えてしまっていることが分かります。その体温の低下と同時に知覚も鈍くなり、痛みや症状が軽減しているのです。
　つまり、完璧に生体の機能低下が起こり、その結果として痛み、コリが無くなったことを知らなければならないのです。なぜなら、痛みの消失と同時に、首、背中、腰の動きが制限され、体力のバロメーターである筋力も低下してしまうからです。
　ところが、これに近いことをやっているのが、一般的な鍼灸治療やそのほかのさまざまな治療法、そして病院における多くの治療なのです。
　本治法で取れない痛みを追う標治法なども該当するでしょうし、皮内鍼の効果も正にこのことを意味していると思います。
　しかし、それは決して高度な治療行為とはいえず、痛みや症状が軽減・消失したとしても「治った」とはいえないのです。

痛みやコリの訴えに耳を傾ける

◆痛み・症状は体からの警報であり回復力の表れ

　では、本当の意味での「治る」とはどういうことなのでしょうか？ それを理解するには、痛みをはじめとするさまざまな症状の意味について、改めて考えてみる必要がありそうです。

　普段、みなさんは痛み・症状があると「自分は健康ではない」と考えてしまうでしょう。しかし、痛みや症状を、その奥に潜んでいる問題を自覚させてくれるありがたいものとしてとらえることもできます。

　この点を、医学ではどのようにとらえているのでしょう。痛み・症状のメカニズムは分かっていても、外傷性以外では、生体の深いレベルの役割について解明されていないのが実状です。

　事実、痛みや症状は火災報知機のようなものであり、体の異常が大事に至る前に知らせてくれる大切な働きをしているのです。

　悪いのは痛みの部分だとして、その部位を憎悪するタイプの人は、腰痛をはじめとする難治性の疾患で長く苦しんでいる人に多く見受けられますが、自ら嫌われた体の回復力はなかなか向上しないのです。

◆神経の正常な働きをマヒさせてはいけない

　しかし、医師や治療家たちが行っている治療の多くは痛みや症状を止めようとする対症療法であり、この場合健康になろうとする体の努力をことごとく妨害するような行為だといえます。このような治療を長年受けていると、ついに体は自力で回復する力を失い、健康を取り戻すことはますます難しくなってしまうでしょう。

　では、どうすればいいのでしょうか？

　そのヒントは鍼灸の世界にあります。鍼灸では患者の体に現れるコリ

や痛みを診て健康状態をとらえていきますが、まさに、そのコリ・痛みこそが体が最初に発する警報であり、回復力の表れなのです。そして、その役割は重大な組織が異常状態にあるときその組織への負担を軽減する生体現象なのです。

　経験上、コリは体の状態に応じて瞬時に変化するという性質を持っていることが分かっています。さきほどの「蚊取り線香の実験」では、体に有害な物質を貼り付けるだけでコリが消えてしまいましたが、これは「完治」でしょうか──もちろん、違います。

　体が発している警報を次々と止めていって、ついには警報が働かない状態にしむけているだけです。そして残念なことに、多くの鍼灸師が鍼を用いて、これと同じようなことを行っているのかも知れません。

　本来の鍼灸はそういった対症療法であってはいけませんが、このようなアプローチが「治療」として通用していることの責任の一端は、患者の側にもあります。「痛み・症状がないこと＝健康」という考え方に基づく、「治すこと＝痛みを取る」という図式をやめない限り、間違った治療は決して無くならないのです。

自分の体を正しくとらえるということ

◆自分の体を正しくとらえるということ

　痛みや症状を体からの警報で、体内あるいは体全体組織のバランス現象であることを知れば、それを恨めしく思うことはなく、むしろ、感謝の気持さえわいてくるはずです。しかし、実際には痛みをはじめとするさまざまな症状に振り回される患者ほど自分の痛み・症状がどういう性質のものであるのかを正しく見ていないのです。

　正しく見たならば、それが「警報」であり、体の異常を知らせてくれるものだと理解できるはずですが、不安感ばかりが先立つと、取り乱すばかりで自分の体のことすらきちんと見ることができません。

　わたしの治療室の患者にも、こちらの説明に耳を傾けず、自分の病状ばかりを大げさに何度も繰り返して訴えるような人がいます。なぜか被害者意識同様の態度を示します。こちらが病状を詳しく聞こうとしても、取り乱した様子で「ここが痛い、ここも痛い」と体のあちらこちらを指し示したり、「とにかく全身がめちゃくちゃ」と感情的に訴えたりするだけです。

　また痛む体を恨めしく思っているのか、大変険悪な表情でやってくる人も少なくありません。精密な生体維持機能のもとに警報を鳴らしてくれている自分の体を恨むというのは本末転倒な話ですが、そこのところを理解できる人はそう多くはないようです。

　生死をさまよっている人が痛みを感じないように、生来の回復力が根本から損なわれているときには、痛みなどの症状は一切起きてはきません。例外もありますが一般的には、痛みという警報が鳴っているうちは、健康を取り戻す機会が与えられているということになります。

　多くの患者にとって、目先のつらい痛みや症状を楽にしてくれる対症療法は、ときにはありがたい存在でしょう。しかし、体の正常な働きを

鈍らせるもので、決して「理想的治療」とは言えません。

◆体が持つ回復力を信じる

　目先の痛みだけにとらわれてしまうと、自分の体が回復へ向かっているのかどうかも分からなくなってしまいます。

　例えば、ムチ打ち障害ではケガをした直後に、気分が悪い、吐き気がする、力が入らないなどの症状が強く現れますが、痛みはあまりありません。ところが、日数がたって神経系が回復してくると、首の痛みが生じてきます。この痛みは、知覚神経が回復してきたことによる痛みであり、確実に回復してきているあかしなのです。

　自分の体をよく知ろうとする人であれば、痛みが生じてきた一方で、首の動く範囲がより大きく、より力強くなってきたことにも気付き、回復を実感できることでしょう。

　しかし、その反対に、痛みだけに注目してしまうような人は、「吐き気がなくなってきたと思ったら今度は痛くなってきた」と悲観的材料を追い続けます。そして、今度はこの痛みを止めるためにあちらこちらの病院や治療院を訪ねるようになり、「症状との追いかけっこ」が始まるのです。

　これでは、治癒という目的地を目前にして横道に迷いこんでしまうようなものです。もともと回復力の強い人であれば、それでも治っていくでしょう。しかし、多くの人は痛みをごまかす治療を続けるうちに、回復力それ自体が低下して、健康から程遠い状態に陥ってしまうはずです。

　そして痛み、症状を憎悪して不安にかられることは、脳という回復力と生命力のセンターを混乱から破壊状態に陥らせて、確実に治らない体に自らしてしまうのです。

　自らの生命力・回復力を信じること——それが回り道をせずに一直線に治癒へ向かうための唯一の道しるべなのです。

正しい治療と間違った治療の違い

◆間違った治療でも治ることがある

　体が持つ回復力はとても巧妙に働いています。
　ムチ打ち障害の例で言えば、受傷直後で首がほとんど動かないような状態は、首の周りの筋肉がちょうどギプスのような働きをして、傷ついた靱帯を守っているのです。
　肩コリや腰痛で筋肉にコリができている場合も同じことで、弱った靱帯をかばうために、コリが天然のギプスの働きをしています。鍼灸をはじめとするさまざまな治療法がコリを解消することに躍起となっていますが、痛みやコリは安易に取ろうとする姿勢は正しいとは言えません。
　その意味で、治療行為には「正しい治療」と「間違った治療」の2つがあることになります。簡単に言うなら、前者は神経の働きを正常にして生命力と回復力を高め、後者はその逆に、神経の働きを鈍らせて痛み・コリを取る一方で生命力と回復力を低下させているのです。
　正しい治療は、痛みや症状を追わず、患者の生命力と回復力を根本から取り戻し向上していくので、痛みや症状は逆に早く確実に解消し、着実に健康へと向かっていきます。そして、最終的にすべての症状が無くなったときにはそれがぶり返すことはありません。なぜなら、階段を昇るように健康が向上していくとともに治癒力も向上していくからです。
　一方、間違った治療の場合、目先の痛み・症状を解消することに追われ、患者の生命力を向上させていくという視点が抜け落ちてしまっています。警報としての痛みや症状を無理に抑えてしまうので、正常な神経の働きは低下してしまい、本来、体が持っている回復のための巧妙な仕組みがうまく働いてくれないのです。
　もともと生命力が強い人の場合、たとえ間違った治療であっても、有害な刺激までも回復力を目覚めさせる刺激に変換させ、健康状態が回復

することもあります。しかし、それはまぐれ当たりで高い効果と確率は望めません。

◆正しい治療と間違った治療の見分け方

　患者自らが体を正しくとらえることができたら、「正しい治療」と「間違った治療」とを見分けられます。正しい治療を受けると生命(いのち)は喜び、逆に間違った治療では生命は沈滞していくからです。
　いくつか具体的な判断基準を示してみましょう。

【正しい治療を受けるとこうなる】
・目がパッと開いて視力が向上し、頭もすっきりとする。
・深く静かな呼吸となる。
・姿勢が良くなり、立ったときに足腰がしっかりとして軽くなる。
・顔の血色が良くなって、ほんのりと発汗する。

【間違った治療を受けるとこうなる】
・目がとろんとして、飲酒時のような気だるい感じになる。
・あるいは、不自然に気分が高揚する。
・呼吸が浅くなり、首・肩が重くなる。
・猫背気味になり、足踏みをするとヒザが脱力してふらつきやすい。
・血液循環が悪くなって冷えを感じる。

　皆さんがこれまでに受けてきた治療はどうでしょうか。おそらく、後者にあてはまることが多いはずです。一般の治療院の玄関を観察してみると、治療直後、すでに肩コリを覚えて首を動かしている患者の姿をよく目にします。多くの患者は、治るのではなく、この気だるい感覚を効いた感じとして満足してしまうのです。

正しい治療は脳と脊髄を正常にする

◆「気だるい心地よさ」は警報システムのかく乱状態

　気だるい感じになったり気分が高揚したりすると、「治療が効いた」と勘違いしてしまいがちですが、これは明らかに神経の働きがおかしくなっている状態です。

　この場合、痛みをはじめとする症状は軽減するか消失しますが、その一方で、似たような痛みや症状が体のあちこちでぶりかえします。しかも、このような治療を何度も繰り返すことで生命力の低下した体になってしまい症状は慢性化してしまうのです。

　実に多くの人々が、間違った治療を受けたときに感じる気だるさや眠けを「リラックスした状態」であり、体に良いものだと勘違いしています。コリや痛みの消失とともに疲労回復にも似た感覚から習慣化するばかりで、体力の向上、難治疾患の治癒は望めません。

　一方、正しい治療では、酩酊感や高揚感といった感覚は生じません。脳と神経の働きが正常なときには、そういった特殊な精神状態になることは決してないのです。

　酩酊感や高揚感は、脳と神経の異常な働きによるものだということをよく理解してください。そのように体の中の警報システムがかく乱させられると、痛み・症状を感じにくくなりますが、それは酒で酔っぱらって痛みをごまかしていることと何ら変わらないのです。

　例えば、体調の悪さを飲酒でごまかしたなら、健康状態はどんどん悪化していくでしょう。アルコールが肝臓に悪いというだけでなく、脳と神経の働きを鈍磨させてしまうことに大きな問題があるからです。ところが、間違った治療ではそれと同じようなことが起きているのです。

◆脳と脊髄を正常にする方法

　脳と脊髄の働きが正常な人が間違った治療を受けた場合は、心地よさではなく気分の悪さを感じます。体の中の警報システムが正しく働いていると、間違った治療を受けたときに、それが体にとって良くない刺激であることが明確に分かり、「気分が悪い」あるいは気だるさ、脱力感という形で知らせてくれるのです。

　鍼灸やカイロプラクティック、あるいは、そのほかの治療を受けてこのような経験を持つ人もいるのではないでしょうか？　それは、間違った治療を受けたということであり、治療前の時点ではコリがあっても脳と神経が正常に働いていたということのあかしでもあるのです。

　その場合、そういった治療を再度受けることなく、症状を放置しておくのが治癒への最短コースです。たとえ症状があったとしても、それを回復力の１つの表現ととらえて受け入れることで、痛みを取るだけの治療よりも確実に治癒へと向かいます。

　わたしは約35年の治療経験から、「脳と脊髄を正常にすることこそが正しい治療である」という結論に至りました。人体のあらゆる組織と心の障害が脳と脊髄の調整で改善されるということを、長年の治療で検証してきたからです。

　脳と脊髄の働きを正常にする方法──それが、半身症候鍼灸法と律動法という２つの治療法です。

　約20年前からの実践研究の成果として、これらの方法を見出したわたしは、数万人にもおよぶ患者の治療を通じて、これが真に「正しい治療」であるということを証明してきました。

　わたしがこの本で述べたいのは、体を正しい見方でとらえ、自らの生命力と回復力のすごさを、患者・治療者の双方に知ってもらいたいということに尽きます。

正しい治療には即効性がある

◆投薬治療よりも早く症状が解消する

　半身症候鍼灸法と律動法という2つの治療法は、痛みをはじめとする表面的な症状にとらわれることなく、生命の根幹ともいえる脳と脊髄の働きを全身の疾患・障害との関連から診断したうえで直接的に回復させていく治療法です。

　「症状の解消を目的としない」というと、症状がなかなか良くならないような印象を持つかもしれませんが、実際には現代医学における投薬治療よりも即効性があります。

　例えば、頭痛の場合では鎮痛剤の内服よりもずっと早く症状が解消するのが普通で、治療後1分以内に頭痛の大部分が消えてしまいます。また、鍼灸師の間ではアトピー性皮膚炎の治りが悪いとの声を聞きますが、わたしの治療室では湿疹や炎症やかゆみ、痛みなどの症状がその場で引いていくことがほとんどです。患者に鏡で確認してもらうと、湿疹がスーッと引いていくことに一様に驚いています。

　しかし、こうした即効性は決して不思議なことではありません。障害部位を支配している脳と脊髄が正常になると、痛み・コリ・症状を起こしている原因である生体の歪みが解除し、高い確率で即座に痛みが消失してしまうからです。

　従来の鍼灸治療や手技療法（術者の手を用いて施す治療法）については、根本療法であるがゆえに即効性がないと理解されてきました。しかし、その考え方は本末転倒です。火災報知機の例で言えば、火災が鎮火した時点で警報は止まってしまうのです。

　即効性がないというのは、それが的を外した治療であるということの何よりのあかしなのです。

◆向上していく回復力は再び損なわれない

ただし、ほかの治療法と比べて即効性があるとはいえ、先天的体質、幼少期の外傷、打撲などを原因とするものが一回の治療で完治というわけにはいきません。生体は現時点における最高の働きを常時しているのですから、人間は機械のように、部品を取り替えるようにして、すべての問題を一挙に解消することはできないのです。

半身症候鍼灸法・律動法では、治療時にその患者の持っている回復力の範囲内で痛み・症状が消えます。つまり、正しい治療とは、その時点での回復力を100パーセント引き出し、脳と脊髄の働きを回復させるものなのです。

わたしたちの体の異常は、脳脊髄系およびその神経系によって全身の組織が結び付けられているので、症状、障害部位は一部であっても、これらの系統全体の機能障害が存在しているのです。軽症の場合は、全体の症状がいっぺんに解消し、障害が深い場合にも、生体の回復に伴い、ある時点から全体の症状が一緒に解消していきます。回復力の向上によって症状が解消する治療法では、生命力自体が向上していくので、再発したとしても元のレベルでの障害ではないのです。つまり、この治療法の行程は一方通行で治癒という頂上へ向かっているのです。

この点が、症状の回復と再発の繰り返しを避けられない従来の治療法との大きな違いだといえるでしょう。

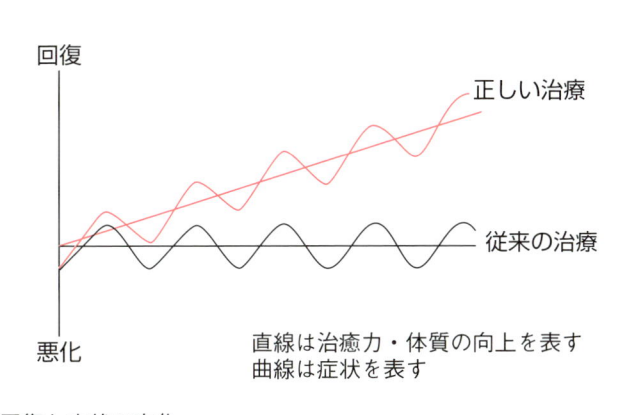

回復と症状の変化

直線は治癒力・体質の向上を表す
曲線は症状を表す

生命力が回復するとこうなる

◆治っていくプロセスについて

　半身症候鍼灸法・律動法が従来の治療法と大きく異なるのは、症状の解消ではなく、生命力の向上に焦点を合わせているという点です。その結果として各回の治療後に劇的な症状の解消を見ることもひんぱんにありますが、その逆に、表面的な症状の裏に隠れていた不調が表面化することもあります。
　症状だけに焦点を合わせていると、それは悪化したかのようにも思えますが、患者自身が自分の生命力を正しくとらえる見方をしたなら、毎回の治療のたびに確実に回復していくことが実感できるはずです。
　そこで、この治療法で治っていくプロセスについて、生命力の向上という視点から、ここで少し触れておきたいと思います。まずは、治療直後の変化からです。

【治療直後の変化】
・顔色と姿勢が良くなる。肌のつやが出て表情も明るくなる。
・目がパッと開いて視界がクリアになる。頭もすっきりとする。
・呼吸が静かに深くなる（心肺機能の向上）。
・足腰がしっかりとして軽く、足踏みをしても重心がぐらつかない。
・全身の筋肉が適度に締まってくる（ズボンが緩く感じることで確認できる）。それと同時に筋肉の柔軟性と弾力が増す。
・腹部が弾力を持った柔らかさになる。
・痛みや炎症などの症状がその場で改善する。
・頭蓋骨の歪みが解消されたことが確認できる。
　さらに、多くの患者が治療を何度か受けるうちに、次のような変化を実感しています。

【治癒過程の進展における変化】
・性格が前向きになる。子どもも大人も安定した性格になる。
・痛めにくい理想的な筋肉が自然についてくる。
・血色のいい色白の肌になってくる（腎機能の向上）。
・体の機能が改善していくので難病も確実に治っていく。
・老人の腰曲りの姿勢が次第に伸びてくる。

　通常は生命力の回復にともなって症状も改善していきますが、時には症状がぶり返したり、あるいはそれまでになかった症状が表れたりすることもあります。東洋医学の世界ではそれを「瞑眩」と呼び、好転のあかしとしての反応だと説明していますが、実際には単に治療法自体の誤りが原因であることがほとんどです。つまり、誤った治療の言い訳として「瞑眩」という言葉を都合よく利用していることが非常に多いのです。
　病気や不調の背景には、地層のように積み重なった問題があると考えてもいいでしょう。その表層が取り去られると、その下に隠れていた地層が現れ、新たに現れた地層を取り去ると、さらにその下の地層が現れます。また、マヒしていた神経の働きが回復することで、それまでに感じていなかった痛みが表れることもあります。
　そのような、回復にともなう症状こそが本来の意味での瞑眩なのです。ただし、それが瞑眩なのか、あるいは治療の誤りなのかということについては、ここで挙げた「治癒過程の進展における変化」の各項目を参考にして、その治療によって生命力が回復しているのかどうかを正しく判断する必要があります。
　正しい治療を施した場合、すぐに症状が変化しなかったとしても、すぐに筋力が強くなり、体力も確実に向上します。また、患者自身も自分の体を丁寧に観察すると、症状の質が変化していることを実感できるのです。
　しかし、症状と健康度は本来別のものであることを認識することが大切です。

脳・脊髄と骨格の関係――①

◆わたしたちは脳なしには生きられない

　医学について少しでも知識のある人なら、脳と神経の重要性を知っているはずです。「脳死」という言葉があるように、一般的に「脳の死」は「人の死」であるととらえられています。わたしたちは脳なしには生きていけないからです。

　神経の束である脊髄もまた重要です。脊髄が重大な障害を受けると、四肢がマヒを起こしたり、内臓の働きが低下して病気になったり、最悪の場合は死に至る結果を招きます。

　ただ、脳や神経の実際の働きについて正確に理解している人は少ないと思いますので、ここで簡単に医学的な面からの説明をしておきましょう。

◆脳・脊髄神経系と自律神経系

　脳と脊髄はそれ自体が神経の集合であり、そこからさらに、いくつもの神経が分岐して全身へと延びています。それらの神経には、大きく分けると脳・脊髄神経系と自律神経系があります。

　脳・脊髄神経系には脳からの指令を筋肉へ伝えて体を動かす働きと、皮膚などでとらえた感覚情報を脳へ伝える働きがあり、一方の自律神経系には内臓の働きや血圧をコントロールする働きがあります。

　自律神経系はさらに交感神経と副交感神経に分かれており、日中や活動時に活発に働く前者と、夜間や休息中に活発に働く後者がバランスをとりながら働くことで円滑な体の機能を保っています。

脳と脊髄

脳・脊髄と骨格の関係──②

◆脳と脊髄は骨で守られている

　前のページで説明したように、脳と脊髄は警報のシステムというばかりでなく、体のすべての働きをコントロールする管制塔のような役割もしています。脳・脊髄神経系は体の各部で起きた異常を察知し、自律神経を介して全身の働きを調整して体を守っているのです。

　このことから、脳と脊髄がいかに大切な器官であるか理解できると思います。それほど重要性の高い器官であるからこそ、簡単に損傷しないよう、頭蓋骨や背骨でしっかりとガードされているのです。

　頭蓋骨は、頭頂骨、前頭骨、後頭骨、蝶形骨、側頭骨などの骨がギザギザとした断面でしっかりと組み合わされて、その中に脳を格納しています。

　一方の背骨は、椎骨と呼ばれる骨がちょうどプールのコースロープのようにひと連なりになった構造をしています。ロープが脊髄でウキが椎骨と考えると分かりやすいでしょう。椎骨にはちょうどトンネルのような空間があって、そこを脊髄が通っているのです。さらに、椎骨と椎骨の間には椎間孔という穴が開いていて、そこから脊髄より分岐した神経が出てきて全身へと延びているのです。

　カイロプラクティックなどの手技療法をはじめとして、多くの治療法が背骨を重視している理由はここにあります。ただし、重視しているからといってすべてが「正しい治療」であるとは限りません。神経の働きを低下させるような「間違った治療」を施しているケースも見受けられます。

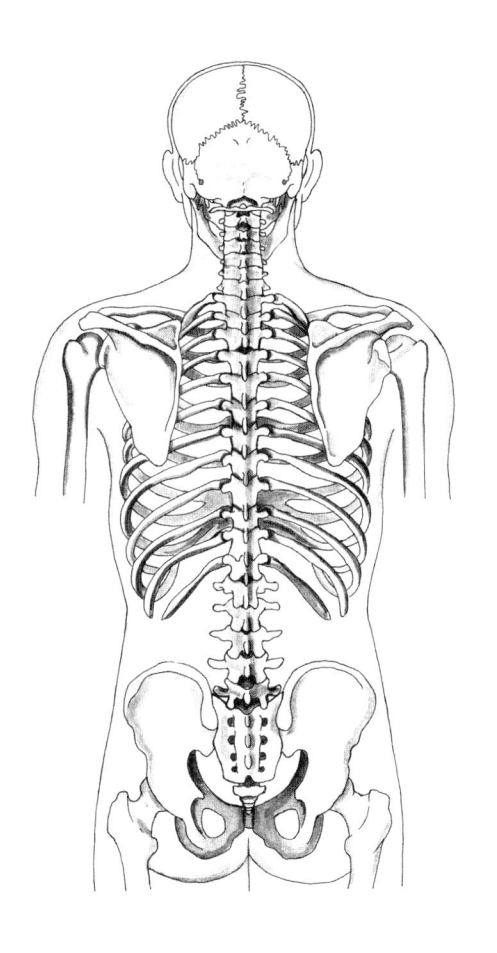

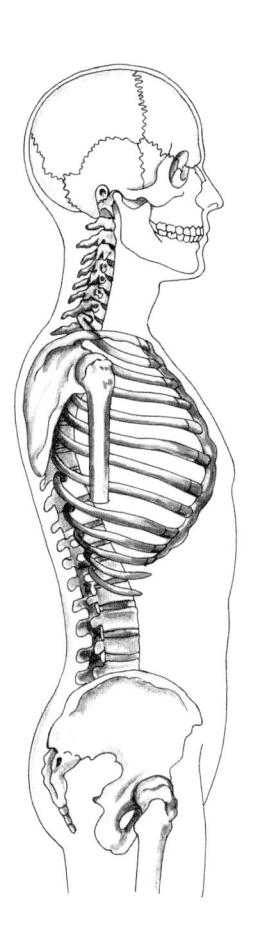

背骨

脳・脊髄と筋肉の関係

◆なぜ背骨は歪むのか

　カイロプラクティックなどの手技療法では、背骨の歪みによって椎間孔の部分で神経が圧迫され、筋肉のコリや痛み、内臓疾患といった障害が起きてくると説明しています。一方、筋肉のコリによって骨格が歪むという説もあり、背骨にアプローチするさまざまな治療法の間でもその見解は一致していません。

　半身症候鍼灸法と律動法の数万人にも及ぶ治療経験から分かったことは、背骨をはじめとする骨格の歪みや、そこに関係する筋肉のコリ・痛みの根本原因は脳と脊髄の働きの低下にあるということでした。つまり、背骨が歪むから神経の働きが低下するのではなく、脊髄の働きが低下するから背骨が歪んでしまうのです。

　脳・脊髄の働きの低下は、次のようなプロセスを経て骨格や筋肉に影響します。

①脳と脊髄が弛緩してその働きが低下する。
②脊髄神経の支配を受けている靱帯の働きが低下して緩みを生じる。
③靱帯が緩むと関節の保持力が低下し、関節が不安定になって骨格の歪みが引き起こされる。
④関節をできるだけ安定、保持させるために筋肉を緊張させる（コリ）。それが改善されず慢性化すると、痛み・障害が生じる。

　脳と脊髄の働きが低下してしまう理由については後の章で説明するので、ここでは、脳・脊髄の働きの低下によって骨格の歪みや筋肉のコリが作られるという点に注目してください。原因はあくまでも脳・脊髄であり、骨格の歪みや筋肉のコリは結果でしかないということです。運動

などの疲労で一時的にコリが生じることもありますが、それよりも多いのはやはり、脳・脊髄を根本原因とする靱帯の緩みに応じて生じる筋肉のコリなのです。

　この場合、筋肉は常時緊張することによって、関節が外れるのを防ぐギプスの働きをしています。ところが、鍼灸や指圧・マッサージなどではそれをほぐそうとするのです。原因を解消することなく、結果である筋肉だけをほぐしてしまったなら、関節は不安定になり、かえって障害を起こしやすくなります。もっとも、実際には筋肉表面が緩むだけであり、芯からはほぐれないものです。

　なお、背骨を安定させている靱帯の働きが低下すると、椎骨の微妙なズレを引き起こして神経が椎間孔のところで圧迫されさまざまな障害が発生しますが、「神経根障害」もその一例です。これは、手足のシビレや痛みに直結する障害です。さらに、この状態から椎間板ヘルニアなどを併発することもあります。

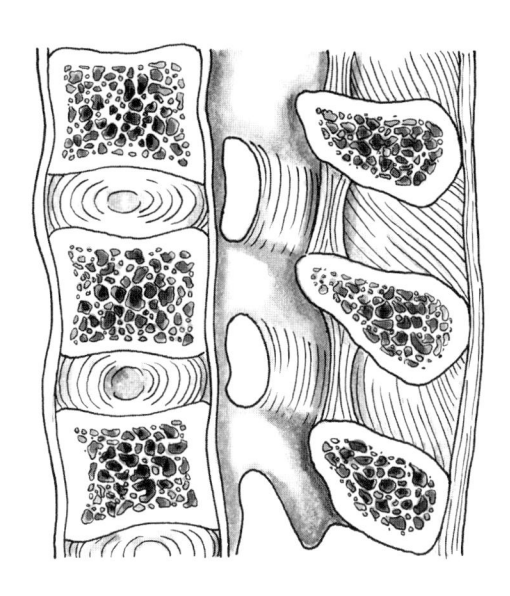

骨格と靱帯、筋肉

筋肉反射テストで脳・脊髄を検査する

◆最終的な原因は？

　現代医学にとって、いまだ人体はブラックボックスそのものです。それなのに、どうしてわたしのような一介の鍼灸師が、脳・脊髄と靭帯、筋肉の関係について知ることができるのでしょうか？

　その答えは、カイロプラクティックの「メジャー」という考え方と、「筋肉反射テスト」という検査法にあります。

　メジャーとは原因のことで、通常は、症状や背骨の歪みの原因となっている骨のズレのことを指しています。このメジャーは何層にもなっており、「ある症状のメジャー（原因）となっている椎骨のズレ」をAとしたときに、「Aのメジャーとなっている椎骨のズレ」＝Bを求め、さらに「Bのメジャーとなっている椎骨のズレ」＝Cを求める…というように「原因の原因」をたどっていき、最終的なメジャー（根本原因）を求めることが理論的に可能です。

　ところが、一般的なカイロプラクティックの臨床では、メジャーの概念自体があまり採用されていないのです。

◆神経の働きと筋肉の働きは連動している

　そのような従来の方法の限界を受けて、カイロプラクティックにおけるアプライドキネシオロジー（以下、AKと略）という治療法は、筋肉反射テストという検査法によって、正確にメジャーを確定することを可能にしました。

　この検査法であれば、原因と結果の関係がはっきりします。それによって、さまざまな病気や不調の最終的な原因が脳と脊髄にあるということをはっきりと確認できます。

半身症候鍼灸法と律動法ではこのＡＫを習得しやすく改良した方法を用いています。
　この筋肉反射テストは体の警報システムを利用した検査法だといえます。筋肉の働きが脳・脊髄の働きと密接に連動していることを利用して、神経系で成り立っている警報システムを、体の内外の正常／異常を判断するセンサーとして活用し、さらには、神経の働きそれ自体の検査をも行う優れた検査法なのです。
　半身症候鍼灸法と律動法では、精度の高い検査法として筋肉反射テストを診断の基本としたことによって、術前・術後の変化をより正確に確認し、患者自身も変化を実感することができます。
　さらに、半身症候鍼灸法では、治療後に効果が無かったからツボを追加するという概念はありません。診断の段階で必ず効果を予測できるからです。律動法もその点変わりません。

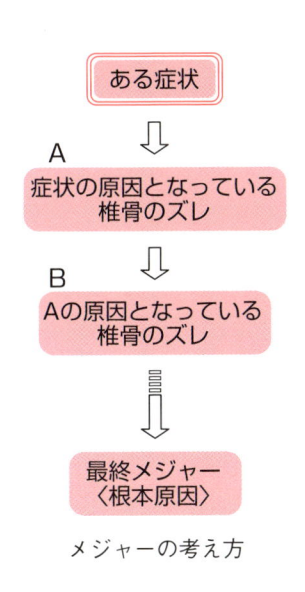

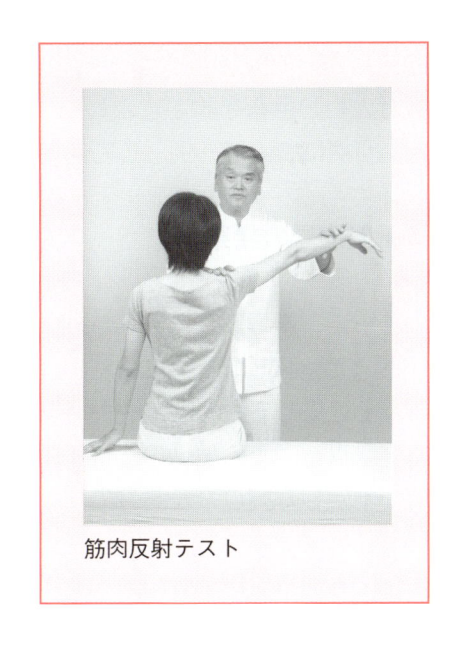

ある症状
⇩
A
症状の原因となっている椎骨のズレ
⇩
B
Aの原因となっている椎骨のズレ
⇩
最終メジャー〈根本原因〉

メジャーの考え方

筋肉反射テスト

第1章　新しい気と治療の世界　53

腰椎5番ですべてを調整できる

◆全身の最終的なメジャー

　わたしは鍼灸学校在学中からカイロプラクティックを学んできました。最終的なメジャー1ヵ所のみの矯正で治療するB.J.パーマーの学説に心酔し、卒業時の小論文でも、鍼灸による一点治療の理想を述べています。そして、開業当初は、全身を系統的にとらえてメジャーを求めていくカイロプラクティックを中心に、鍼灸、指圧、操体法を補助的に行い、症状の完璧な解消を目指していたのです。

　その後、各治療法の効果を徹底的に検証して、取捨選択しながら、より高度な治療法を追求していった結果、腰椎5番という骨が全身すべての骨格の最終的なメジャーとなることを発見しました。

　つまり、腰椎5番を調整することによって背骨はもちろんのこと脳・脊髄の働きが整い、その結果、全身のあらゆる機能がその時点の回復力の範囲内で100パーセント改善するのです。このことを発見してから数万人もの患者を診てきましたが、腰椎5番が最終的なメジャーであるという点について一例として例外はありませんでした。

◆骨盤症候の発見

　さらに、腰椎5番を全身のメジャーととらえて調整する律動法の治療において、診断のために骨格の歪みと症状との関係を探っていったところ、そこにある種のパターンが見えてきました。

　左半身を中心に急性の症状が起きている場合、左半身全体の筋肉と内臓が弛緩しており、左腸骨の歪みがそのメジャーとなっていることが分かったのです。そして、その逆に右半身を中心として症状が起きている場合には、右半身全体の筋肉と内臓が弛緩しており、右腸骨の歪みがそ

のメジャーとなっていました。

　また、体の正中線から両側に2〜3センチの幅の範囲を中心として症状が起きている場合は、その範囲内の筋肉と内臓が弛緩していて、仙骨の中心の歪みがそのメジャーとなっていたのです。

　このようなパターンが律動法において「骨盤症候」と呼ばれているもので、左腸骨がメジャーとなる「左骨盤症候」、右腸骨がメジャーとなる「右骨盤症候」、そして、仙骨の中心がメジャーとなる「中心骨盤症候」の3パターン、さらに、それらを複数組み合わせたものをプラスした計6パターンが確認されています。

　体で起きている病気や症状、さらに病気以前の異常はすべて、この骨盤症候と関連づけて整理でき、いずれのパターンであってもその最終的なメジャーは腰椎5番です。つまり、腰椎5番を調整することで骨盤症候は解消され、脳・脊髄の働きは正常になり、全身のすべての組織・器官の働きが回復するのです。

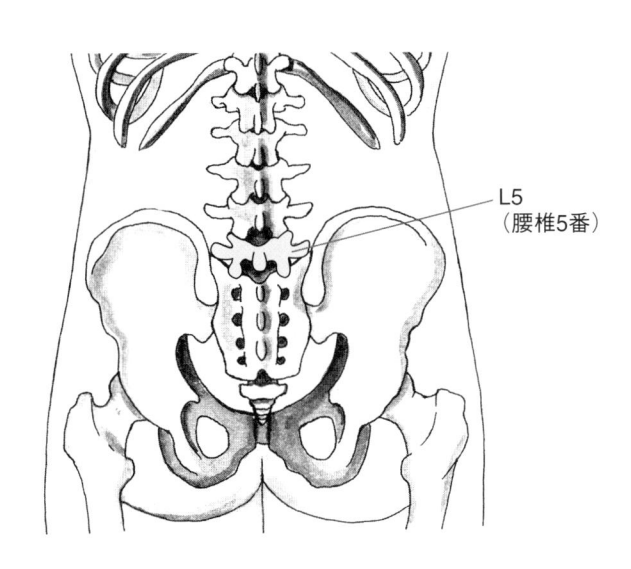

腰椎5番の位置

半身症候の発見

◆全身を調整する3つのツボ

　律動法の研究と指導が一段落ついたところで、わたしは同じ考え方に基づいて、鍼灸学校入学以前から構想を抱いていた新しい鍼灸法の開発を始めました。つまり、全身のあらゆる組織・器官を調整できるツボの探索です。それは、カイロプラクティックでいうメジャーにあたるものですが、不思議なのは鍼灸には2000年以上の歴史がありながら、そのようなツボを発見した者の存在が伝承されていないことです。

　全身の体表をくまなく探索した結果、わたしが見いだしたのは、首と後頭部が接するあたりにある左右の「天柱」と「脳戸」という3つのツボでした。ただし、個々人によってその正確な位置は異なっています。伝統的な鍼灸における天柱と脳戸の位置は目安でしかなく、本当に効果を発揮する正確なツボの位置は治療者が見つけるしかないのです。なお、その際にも、筋肉反射テストは大いに役立ちます。

◆半身症候の発見

　全身各部の働きの系統的な異常と症状との関係について研究を進めていった結果、器官や組織の働き、また神経の働きが低下している場所に対応して、骨盤症候と同様の「半身症候」というパターンが見出されました。刺鍼（鍼を刺すこと）によってそのパターンを改善できるポイントが、左右の天柱、脳戸という3つのツボだったのです。

　半身症候には、左半身に症状が出やすい「左半身症候」、右半身に症状が出やすい「右半身症候」、そして、体の正中線から2〜3センチの範囲内に症状が出やすい「中心症候」の3つのパターンがあり、さらに、それらを複数組み合わせたものを加えた計6パターンが確認されています。

ここで出やすい症状と言ったのは、その時点における急性の症状のことです。
　これらのパターンで体をとらえることを「半身症候カテゴリー診断」と呼んでいますが、それに基づいた半身症候鍼灸法では、治療のために鍼を刺すツボと半身症候は完全に対応しています。つまり、右半身症候の場合は右天柱、左半身症候の場合は左天柱、中心症候の場合は脳戸が鍼を刺すべきツボとなるのです。
　そして、この診断に基づいた1〜2のツボとは、全身のあらゆる器官、組織の異常を改善できるポイントでなければなりません。
　通常の医学的な検査・診断の考え方では、患部の状態を部分的にとらえることに終始していて、その原因にまで踏み込むことができないでいます。しかし、この骨盤症候や半身症候の見方では、体をひと連なりの生命現象としてとらえ、系統立った検査・診断を行えるのです。

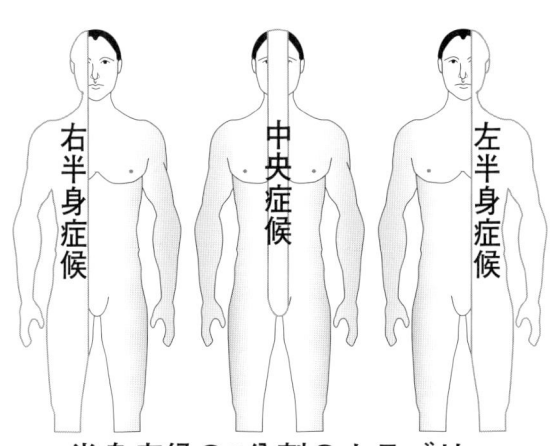

半身症候の3分割のカテゴリー

律動法と半身症候鍼灸法

◆全身を精査する必要性について

　律動法は骨盤症候を検査・診断のベースとした治療法、一方の半身症候鍼灸法は半身症候を検査・診断のベースとした治療法です。骨盤症候と半身症候は本質的には違いがないので、これら2つの治療法は同じ考え方に基づいていると考えていいでしょう。

　骨盤症候や半身症候という形で体の状態を一見マクロにとらえているように思えますが、実際は全身組織に関する微細レベルの機能低下層をとらえているのです。

　これら2つの治療法では、患部はもちろんのこと、全身の骨格、靱帯、筋肉、内臓、脳、脊髄、感覚器官…さらには、血液循環やウイルス感染に至るまで、ありとあらゆる側面から、主に筋肉反射テストを使って全身を精緻に検査します。目であれば、角膜、網膜、膝状体（視覚と関係する脳の箇所）とすみずみまで検査するのです。

　治療自体は腰椎5番の調整か、天柱・脳戸への刺鍼（鍼を刺すこと）と極めてシンプルなのに、どうして、そこまで細やかな検査が要求されるのか。それは、治療者が全身の細部にわたって異常部位を探知することで、患者自身の生命力・回復力がそれらすべての部位へ作用するからです。

　これは実に不思議な現象で医学的には説明がつきません。ただ、量子力学でいわれる「観察者は被観察者へ影響を及ぼす」という理論と関係がありそうです。事実、治療者が検査したすべての箇所へ、治療による変化が波及していくのを毎回の治療で確認しています。

◆100パーセントの確信で治療にあたる

　どんな治療法であれ、正確な検査と診断は絶対に欠かせません。治療者は自らの検査と診断に1パーセントでも疑いのあるときは、治療に臨んではいけないとわたしは考えます。なぜなら、診断について100パーセントの確信を持つことができなければ、患者の生命力・回復力は、その治療の働きかけに応じてはくれないからです。また、確信がないと治療者の心が曇り、「邪気治療」（58ページ）となってしまいます。
　つまり、治療者として100パーセントの責任を果たすには、正確かつ精緻な検査・診断が要求されるのです。そこで、律動法と半身症候鍼灸法では、治療の前に患部を中心として全身をくまなく精緻に検査して病気・症状の原因を的確に把握し、治療後には100パーセントの責任を果たしたことを確認するために、問題のあった箇所を中心に再び検査を行うのです。
　このような、正確かつ精緻な検査・診断は、患者が自らの体を信頼する助けにもなります。
　筋肉反射テストを介して、体は問題のある箇所とその原因箇所を的確に示し、さらに、治療後はその治療の働きかけがすべての問題箇所に正しく行きわたったことを示してくれるのです。患者は自分自身の体に備わったその精妙な働きを通じて生命力の素晴らしさを自覚することでしょう。
　わたしたちの体は常に良くなろうとしています。そして、病気を治して健康を取り戻すために、どちらの方向へ向かえばいいのかを教えてくれているのです。しかし、現代では薬剤や食品添加物、電磁波や精神的なストレスなどに邪魔をされて、自力では体からの微妙なささやきに耳を傾けられないのが現状です。
　筋肉反射テストは、患者の体からのその微妙な「ささやき」に100パーセントの精度で耳を傾けることのできる比類のない診断法です。

体はわずかな刺激でなければ反応しない

◆人の体は機械ではない

　治療において最も重要なのは正確な検査と診断です。そこで、検査・診断さえ正確であれば、律動法や半身症候鍼灸法以外の治療法でも驚くほどの効果が上がります。

　そのことを示すために、1ヵ所のツボのみを用いた一点指圧による全身調整や、メジャー（原因）となっている1ヵ所のみを矯正するカイロプラクティック治療を、セミナーなどで実演することがあります。正しく体をとらえることができれば、さまざまな応用が可能になるということを受講者に知ってもらうためです。

　ただし、その場合でも体に対して強い刺激を与えたり、何ヵ所にもわたる刺激を与えたりした場合には、体はその刺激を受け入れず、治療効果が半減します。つまり、治癒システムが混信してしまうのです。

　多くの人が、時間をかけて全身に治療を施した方が、体が早く良くなるのだと勘違いしています。また、筋肉へのマッサージ等、強い刺激の治療の方が効果的だと信じている治療家もいますが、診断力に自信がないケースが少なくありません。

　しかし、真実はその逆です。機械であれば、メンテナンスとして各部品にくまなく潤滑剤をさし、ときには分解修理することも有効でしょうが、人の体は機械ではありません。複数の部位への治療や強い刺激を与えると、体はそれを不快と感じて拒否反応を示すため、治療の刺激に反応しなくなってしまうのです。

　これは体の自然な神経の働きがマヒさせられた状態であり、痛みは消えたとしても、健康からは遠のいてしまう結果となります。

◆ささやくような刺激で生命力に働きかける

　律動法と半身症候鍼灸法の、体にそっとささやくようなわずかな優しい刺激によって、患者の体の奥に眠る生命力がダイナミックに働きだし、全身のすみずみまでその影響が瞬時に波及します。

　律動法の治療では患者の第5腰椎の部位に手掌を軽く触れることでその働きを調整しますが、そのとき、治療者は第5腰椎の状態をただ静かに感じ取るだけで、ほかには何も行いません。「調整しよう」「良くしよう」といった思いですらも持ってはいけないばかりか受け入れないのです。

　人体はささやくような刺激との出会いを求めています。患者の体に触れているのはわずかな手の感触と、研ぎ澄まされた治療者の意識だけ――そのようなわずかな刺激でなければ、患者の生命力は回復へ向けて働きはじめる大きな力にはならないのです。

　半身症候鍼灸法でもそれは同じことです。1～2割の人が鍼を刺したことに気づきません。用いるツボは1～2ヵ所のみで、髪の毛の太さほどの細い鍼を1～2ミリ程度の深さだけ刺し入れます。

　これは日常生活でわたしたちが体験している皮膚への刺激と比較しても、ごく微弱な刺激であり、普通に考えれば、これが治療になるとは思いもよらないでしょう。

　しかし、正確かつ精緻な検査・診断に合致したこのような繊細な鍼を施すと、患者の生命力・回復力が反応して即座に治癒へのスイッチが入るのです。

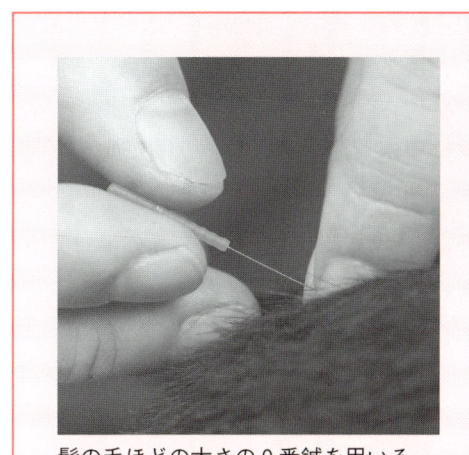

髪の毛ほどの太さの0番鍼を用いる

精緻な検査・診断・治療が到達した「気の世界」

◆物理的・エネルギー的な干渉を極力排除する

　精緻な検査・診断を追求する過程で、わたしは患者の体に極力触れないで検査を行うようになっていきました。それは、直接的な体への接触があると、患者のエネルギーが治療者の感覚に曇りを与えて、検査の精度を低下させてしまうからです。

　実際には、患者自身に治療前後の体の変化を実感させるために、患者の筋肉を用いた筋肉反射テストを行っていますが、理想を言えば、すべての検査は患者の体に一切触れないで行われるべきでしょう。

　もともと、わたしはこういった気功治療のようなことは好まない人間です。しかし、患者の体の状態を知るために、その全身を徹底的に触診し、膨大な治療経験を積むうちに分かったのは、治療者と患者の間に物理的・エネルギー的な干渉が少ないほど、体の表面と内側の様子が的確に見えてくるということでした。

　体が発している微弱なささやきの声をキャッチするには、直接触れることは邪魔なことでしかないのです。

◆全身を瞬時かつ精緻に検査する医療的透視法

　さらに、触れないで検査を行うようになってから、わたしはそれと知らずに透視診断を行うようにもなっていました。

　いわゆる超能力者が行う体内透視では、「患部が黒く見えます」といったあいまいなことしか分かりませんが、わたしが行う医療的な透視法では、臓器のどの部分がどのような異常を起こしているのか、そして、骨格がどのように歪んでいるのかということについて、ＭＲＩやＣＴスキャンと同等、あるいはそれ以上の精度で知ることができるのです。ま

た、痛み・シビレ等の症状も触れずに知覚することができます。

　それは、触覚と視覚が一体となった「触視覚」とでもいうべき特殊な感覚であり、まるで目で見ることがそのまま触覚にもなった感じで、全身を瞬時かつ精緻に検査できるのです。

　事実、レントゲン写真やＭＲＩ画像を持参した患者の場合、先に透視によって腫瘍の部位、大きさを正確に指摘して、後からそれらの写真と照合しています。あるいは、病院での精密検査の前に、脳にできた小さな腫瘍や梗塞を見つけることもあります。

　こういった能力は決して自ら望んで得たわけでなく、精緻な検査を徹底的に追求してきた延長線上で自然に生じたものです。よって、わたしと同じように精緻な検査・診断・治療を行い、その精度の向上に心血を注ぐ治療者であれば、だれもが獲得できる能力であるということを、後進への指導を通して確信しています。

　このような治療のあり方は「気（エネルギー）の世界」に足を踏み込んでいるということになるのでしょう。しかし、わたしは最初からそういった世界を目指していたわけではなく、患者の生命力が全身に波及するための最善の方法を探求してきた結果、いつの間にかそこに入っていたのです。人から指導を受けたことが全くなく、興味も全くなく知った世界でしたから、本当の気の世界がよく分かるのです。

　不思議な「気の世界」に興味を抱いて、この本を手にした人もいると思います。しかし、律動法と半身症候鍼灸法は、真剣な治療の場から生まれたものであり、「気の世界」の不思議さを追求する手段ではありません。

　そして、「気の世界」へと深く分け入っていく途上で分かってきたのが、ちまたで行われている「気の治療」の多くが、次ページで述べる邪気治療であるという判断でした。

「気の治療」は澄気でなければならない

◆治療者の気は異物であり邪気

　律動法と半身症候鍼灸法は、人体の精妙なエネルギーに働きかけているという点で、気の治療の一種だといえます。しかし、多種多様な気功療法やヒーリングなどと一線を画しているのは、「治療者の気を入れない」という点です。

　律動法の場合、腰椎5番に触れた手を介して患者に気を入れているようにも見えますが、実はこのとき、治療者は自分の気を0パーセントにしていなければなりません。なぜなら、体というものは他者の気を決して求めてはいないからです。

　たとえ治療者の気であっても、臓器移植での拒絶反応と同じく他者の気は体にとって異物であり、邪気（良くない働きをする気）となります。

　ただし、32ページで説明した「間違った治療」と同じことで、邪気によって酩酊感や高揚感が生じ、痛みや症状が軽減することがあるのも事実です。それは、脳と脊髄にマヒが生じた結果であり、真の治癒を遅らせるものでしかありませんが、患者の多くは「効いた」と誤解して、治療者が入れる気に依存するようになってしまいます。

　一方、律動法・半身症候鍼灸法において、治療は患者の生命力・回復力を引き出すための呼び水でしかありません。

　そのため、効果的な治療を行うには、治療者は「患者を治す」というある種の尊大な気持ちを無くして、透明な心境で生命力を明瞭に感知し、虚心に手を触れ、鍼を刺す必要があるのです。

◆澄気を深めることで驚異的な治療が可能となる

　「治療者の気を入れない」とはいえ、治療者の気が乱れた状態では正

しい検査・診断・治療を行うことはできません。

　もし治療者の気が乱れていれば、それは患者の体にも影響し、検査の結果は間違ったものになってしまいます。そのため、この治療法を行う治療者は、整って澄んだ気の状態であることが何よりも求められるのです。

　そのような澄んだ気の状態をわたしは「澄気(ちょうき)」と呼んでいますが、これは決してあいまいな概念ではなく、筋肉反射テストによって明確に判断できるものです。

　ＡＫ（アプライドキネシオロジー）には、即座にこの澄気の状態を導くことのできる身体較正法という方法がありますが、わたしは研究の末、より高い澄気のレベルまで完璧に調整する方法を編み出し、治療者と患者の双方を即座に澄気の状態にすることを可能にしたのです。

　この澄気の状態では飛躍的に筋肉反射テストの精度が高まるため、本来であれば習得までに歳月のかかるこの検査法がだれにでも学べるものとなりました。

　また、澄気の状態が深まっていくと必然的に治療の精度も高まるので、病院医療では限界の難病への対処や医療的透視法、あるいは遠方の患者を治療する遠隔治療なども可能となります。例えば、集中治療室に入っている患者を的確に検査・診断して、即座に病状の改善をもたらすといった遠隔治療もできるのです。

　誤解してならないのは、気のパワーの強さゆえにそのような治療ができるというものではないということです。真実はその逆で、気が澄んでゼロに近づくからこそ患者の生命力の偉大さを知り、奇跡的な治癒現象が起こりえるといえます。

　しかし西洋・東洋医学を問わず、多くの治療が"疾患即生命力の不完全な状態"という視点から始まっているところに多くの矛盾が生じているのです。

生命へささやきかける気の世界

◆ささやくような繊細な治療の探求

　ここまで見てきたことから、人体には精妙にして繊細、巧妙にして力強い生命（いのち）の仕組みが生まれながらに備わっているということが了解できると思います。しかし、それでもなお、わたしたちが容易に自分自身の体を信頼できないのはなぜでしょうか。

　一般の人に限ったことではなく、医師や各種の治療者にもそのような傾向が少なくないのです。自身の医療経験において人体の驚嘆すべき生命力や回復力についてごく一面しか知る機会がないのか、生命力を信じることから遊離した「迷いの医療姿勢」が医療関係者の間に見られます。わたしには、このような医療は生体を機械的・無機質にとらえて、かけがえのない生命（いのち）の存在を軽視しているように思えてなりません。

　こうした傾向の「治療」では、放置しておいても自然な回復力によって治ってしまうようなものまで、ズルズルと自然治癒を遅らせてしまうことがときとして起こり、場合によっては悪化の一途をたどらせてしまうことがあるのも、一部の患者たちは自身の経験から知っています。

　かつて、一患者として数々の医院、治療院を巡った経験から、従来の治療・鍼灸法のあり方に疑問を持ち失望したわたしは、鍼灸の専門学校に学ぶ当初から「いつか自分が真に治せる鍼灸を創る！」という気持ちを抱いていました。

　そしてその後、生命（いのち）を真っ向から見すえる真の医療を目指す道程で、治療上の大切なことを数多く知ることができました。

　治療者が患者の正確な診断をして治療するには、相手に影響されないクリアな気の体になっていること、そして、患者の気の曇りを取る必要性があることを知り、そこから新しいチューニング法を考案しました。さらに、治療成績の向上とともに医療的透視法や遠隔治療といった特殊

な領域まで知ることになり、独自の筋肉反射テスト（TRテスト）も開発してきました。
　すべては生命(いのち)のささやきに耳を傾け、その声に応じて、ささやくような微細な治療を施す方法を探求してきた途上で発見してきたものです。

◆生命力・回復力を100パーセント信じる

　わたしの探求の成果は律動法と半身症候鍼灸法という2種類の治療法を生み出しました。しかし、もし皆さんが自分自身の生命力のすごさを知り、自らの回復力をわずか20％でも信じることができたなら、これらの治療すらも必要がないのです。
　どうか、目先の症状に惑わされずに、あなた自身の生命(いのち)のささやきへ耳を傾けてみてください。生命力は常にあなたの体を回復させようと症状の背後で自然界のリズムとともに動き続けています。その働きを信じて邪魔をしないことこそが、健康に至る最大の秘訣なのです。

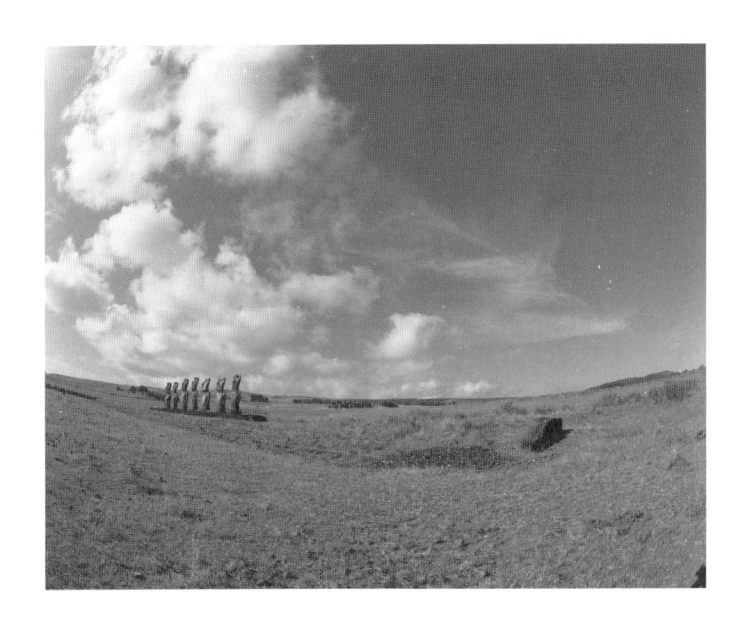

半身症候鍼灸が発見した新しい気理論

　半身症候鍼灸法では人体を縦に3分割する領域での気（生体エネルギー）の流動現象の変調を診断して、全体が調和された一つの気になる治療をします。このことで現時点での治癒力、回復力が100％機能する治療になります。律動法においては全身にわたる、この3分割領域の気の現象を三種の骨盤症候として表示します。この気の流動現象の図は前項の「半身症候の発見」をご覧ください。

　半身症候鍼灸では古典鍼灸理論の気理論、経絡理論では生体を完全に改善させることができないととらえます。それは中医学鍼灸理論においても標治法を多用し、理論と臨床は別だというような面が見られます。我が国の鍼灸法でも本治法以外の選穴、標治法を採用しなければ完全な治療ではないとすることからも鍼灸古典理論における経絡等の気理論が全身器官を支配するものでないことを知ることができます。

　半身症候鍼灸が究明した気の生体3領域理論では、この3領域を調和させる1～2穴の細鍼による浅刺治療以外たとえ一穴の刺鍼も不要で、追加したときには生体機能は低下、変調を来たします。治癒力、回復力の存在する限りあらゆる疾患、障害が改善されます。

◆**新しい気理論**

　人体の気は全身を縦に上下に同時に流動しています。
　人体の機能低下、障害が存在するときには、人体を縦に3分する領域のいずれかに気の流動の障害が生じています。その3領域のすべてが正常に流動し、全体が一つの気の流動をすることで現時点での治癒力の限界までの機能回復、治療効果を上げることが可能になります。そのときの生体の回復結果は脅威です。誰の目にも治療前の患者と治療後の患者が同一人物とは思えない姿となり、沈痛な表情が溌刺とした笑顔に変わ

ります。背も高くなり、患者自身が驚きの声を上げます。

　新しい気の理論による気の存在は、動脈・静脈の血液循環、リンパ系の循環、上下に常時伝達する脊髄神経系・自律神経系のインパルス、脳脊髄髄膜内を循環する脳脊髄液循環、そして肺から脳、全身に酸素を送る全身呼吸運動、これら総合する物質の上下方向に循環、運行する生命現象としてのエネルギーの存在を指します。

　全身を流動するこの気と身体内の内臓組織の中を流動する気の流れとは一致し、身体が正常であれば身体全体の気の流動と共に身体中の各内臓も同様の気の流動があり、まさしく身体全体、身体内の臓器共に水中に漂うクラゲの動きのように微細に収縮・膨張を繰り返しています。横隔膜の呼吸運動、脳組織の呼吸運動、脊髄、腎臓、腸管、他の組織もすべてが静かな微細な運動を繰り返しているのです。

　たとえば体調不調時の腹部は胃腸が動いていない感覚や、頭痛時、ストレスがたまったとき、静かに観察すると脳が固まってしまった感じを自覚できますが、このとき実際に脳は正常のときと比較してうっ血状態から固まっているのです。皆さんがそれを知るには自分の手の母指を片方の手でごく軽く丁寧に触れてみればわかるでしょう。勿論、日常使用する程度ではない細心の力みのない触れ方です。臨床鍼灸師ならすべての指導者が所有していないこの微細な感覚の触診が、従来の鍼灸理論の枠から抜けられるか否かの境界です。そよ風が野原の草花に触れるイメージです。指の一本にも肺の横隔膜運動と連関した微細な動きを感じることができます。そして脳の運動と他の内臓にもこのように手足、体幹組織まで身体全体の呼吸運動様の生体現象が生じています。

　新鍼灸における気の概念とはこのように、人体全体に流動するこの気の状態を言います。この人体全体で感じられる気の流れ、循環を生体組織の一部で見たときの微細な動きを生体律動現象と説明し、律動法でのメジャー腰椎5番の律動調整はまさしくこの動きの調整になるわけです。

周気堂治療室の案内

　昭和56年に横浜で開院して以来、難治疾患の方々が全国から来院しています。一般的な整形外科疾患のほか、アトピー性皮膚炎、骨折・交通事故の後遺症、神経症のほか、スポーツ選手のフォームの調整や楽器演奏家の演奏の改善などを目的に来院する方もいます。犬猫の治療もします。もともとは律動法で治療していましたが、鍼灸界への紹介と指導もあって平成12年からは半身症候鍼灸法で治療を行っています。ただし、効果面では全く同一です。

　当治療室では受診する患者にも条件があります。受付の条件として、①説明を聞く人、②自らも体を知ろうとする人、の2点を掲げていますが、これは治療者と患者の間で体や治療についての考え方が一致することが、高度の治療を行うために欠かせないからです。考え方が一致しないときは、治療を受けられないこともあります。詳しくはお問い合わせください。

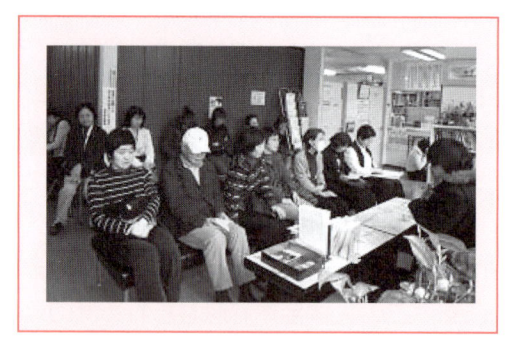

周気堂治療室
〒223-0065　横浜市港北区高田東1-24-1
FAX 045-531-2729　　　http://www.shukidou.com

第2章

筋肉の言葉に耳をかたむける方法

脳と体のつながりを探る筋肉反射テスト
筋肉反射テストが可能にすること①②③
O−リングテストとの違い
精度の高い筋肉反射テストを行うには
律動法・半身症候鍼灸法式チューニング法①②
治療者の姿勢について
筋肉反射テストの基礎
母指・小指対立筋テスト①②
三角筋テスト①②
TRテスト①②
筋肉反射テストに習熟するには

脳と体のつながりを探る筋肉反射テスト

◆筋力テストとの違いについて

　律動法と半身症候鍼灸法では、筋肉反射テストを主要な検査法として重視していますが、これを身体検査で行う「筋力テスト」と混同している人も少なくありません。しかし、見た目は似ていても、その意図するところは大きく異なっています。

　筋力テストは特定の筋肉が発揮できる力、すなわち体力的な意味での筋力を測定するものです。一方、筋肉反射テストでは筋力の強さではなく、特定の負荷（刺激）を与えた際に筋肉が弛緩するかどうかを見ます。

　そのときの筋肉の変化は、与えた負荷に対して脳・脊髄がどのように反応しているのかを知る指標となるため、筋肉反射テストに用いる筋肉は「インジケーター（指標）筋」と呼ばれています。

　筋肉反射テストとは、そのような筋肉の変化を通じて「脳と体のつながり」を探る方法だといえるでしょう。

◆筋肉を通じて脳と対話する

　筋肉反射テストでは、異常箇所へ触れたときに筋肉が弛緩し、弱まるという現象を利用して、全身を精緻に検査することができます。

　その原理を理解するには、何かに驚いたときのことを思い出してみるといいでしょう。だれしも、ひどく驚いたときには足腰から力が抜けて、その場でへたりこんでしまいそうになりますが、これは全身の筋肉が弛緩してしっかりと体を支えきれない状態です。

　それと同様に、体に対してなんらかの有害な刺激が加えられた場合に、人体には逃避反応が生じます。へたりこんでしまう以外にも、身震いや嘔吐といった反応が考えられますが、いずれも逃避反応の一つであり、

このとき反射作用としてすべての筋肉が弛緩しているのです。
　少し専門的な説明になりますが、このときに脳と体に起こっていることを正確に言うと次のようになります。

①異常箇所に触れられたり、有害な刺激を与えられたりした場合、その情報が末梢神経を介して脳へ到達し、それを受けた脳組織は収縮反射を起こす。
②脳組織が収縮すると人体は逃避反応を示す。つまり、異常箇所を守るため、あるいは、有害刺激から逃げるために筋肉は逃げる体勢をとる。
③そのような筋肉の逃避反応が情報として脳へ向かうが、脳からの運動神経への信号と干渉しあってしまう。
④その結果、脳からの運動神経の信号が減弱して、結果的に全身の筋肉が弛緩する。

　この①から④までの反応は一瞬にして起きます。これが筋肉反射テストの背景にある原理です。

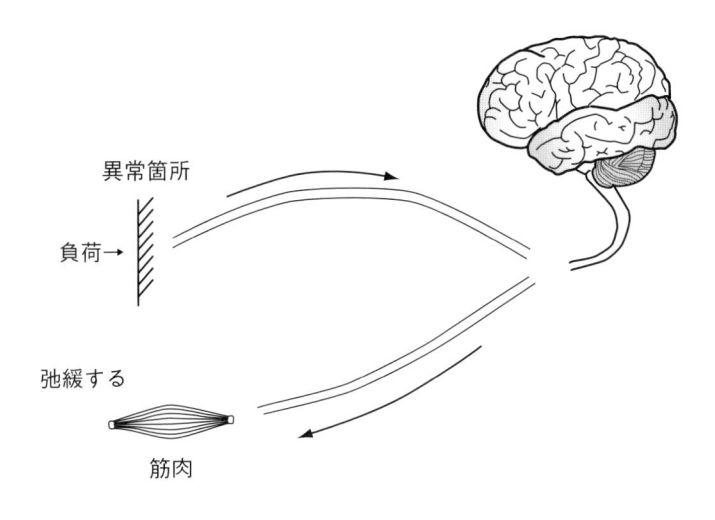

筋肉反射テストの原理

筋肉反射テストが可能にすること①
正常と異常を的確に見分ける

◆「正常／異常」の判断は難しい

　あらゆる医療的行為で最も重要なのは、検査において正常と異常とを的確に見分けることです。しかし、実際には最先端の検査機器をもってしても、それを見分けるのは困難なようです。「病院での診断に誤診が多い」という事実がそのことを裏付けています。

　では、鍼灸療法やカイロプラクティックにおける検査・診断はどうでしょうか。

　鍼灸では精緻な観察と問診によって病状をとらえ、「陰陽」や「虚実」といった概念でそれを整理していきますが、そのことは必ずしも「正常／異常」の判断に直結してはいません。そのため、鍼灸的な診断結果とは関係なく、患者が症状を訴える箇所に鍼を施すといった対症療法的な治療に陥ってしまう傾向があります。

　一方、カイロプラクティックの場合は鍼灸のような理論に偏った考え方をせず、骨格の歪みや動きやすさ、筋肉のコリなどをシンプルに実際の感覚を直視して診断基準としています。すべての神経は頭蓋骨と背骨に深くかかわっているので、そのような観点で骨格を検査・診断することは、患者の体の状態を知る上で非常に有益だといえるでしょう。

　ただし、そこには限界があるのも事実です。それは、骨格の歪みや筋肉のコリといった治療者が見つけられる異常、及び患者自身が訴える症状以外の「隠れた異常」は見つけられないという点です。

　その隠れた異常を見つけるために、病院には最先端の検査機器が用意されているわけですが、そこでも未だに多くの領域で「正常／異常」の判断は困難であり、気付かないうちにその隠れた異常が膨らんで大きな問題となります。

◆患者の脳に判断をゆだねる

「正常／異常」の判断が難しいのは、正常に見えるその裏側に異常が潜んでいたり、異常に見えても実は正常であったりするからです。

例えば、靱帯が緩んで関節が不安定な状態にある場合、それを安定させようとして周囲の筋肉が慢性的に緊張しています。そのため、このような筋肉のコリを筋肉だけの問題として見た場合には「異常」と言えたとしても、靱帯と関節まで含めた全体として見たときには「正常」ということになるのです。

一般的マッサージや指圧などでは、筋肉のコリを異常箇所とみなして手技を施しますが、コリをほぐしてしまうと関節が不安定な状態となり、かえって状態が悪化していくはずです。

確かに、筋肉のコリはそこだけを見ると「異常」に見えます。しかし、それが治療すべき異常かそうでないのかを見分けられなければ意味がありません。正常と異常とを的確に見分けるとはそういうことです。ただし、それは経験豊かな治療者にとっても大変難しいのです。

最先端の検査機器を用いても、なお判断を誤ってしまう理由がそこにあります。どんなに精緻な検査であっても、それを解釈して診断を下すのが人間である限り、100パーセント確実な診断はありえません。

そこで、筋肉反射テストでは、そのような従来の検査・診断法に対して180度異なるアプローチをしています。つまり、医師や治療者の側が「正常／異常」を判断するのではなく、患者の脳に判断を仰ぐのです。

考えてみれば、これほど確実な検査・診断法はほかにないでしょう。ある箇所が正常なのか異常なのかを一番よく知っているのは、患者自身の脳なのです。異常箇所に触れたときに脳が萎縮し、体が即座に逃避反応を示すことからもそれは明らかです。

筋肉反射テストとは、そのような筋肉の反応を通して、異常箇所への刺激に対して脳がどのように反応しているのかを正確に探ることのできる唯一の検査法であり診断法なのです。

筋肉反射テストが可能にすること②
病気・症状の原因を明らかにする

◆難しい病気の裏に微細骨折や感染の問題がある

　鍼灸院やカイロプラクティック院に来る患者の多くは、病院における血液検査やＸ線、ＣＴ、ＭＲＩ、エコーといった画像診断では発見できない異常を持つことが多いようです。そのため、単なる交通事故の後遺症が病院で「神経症」と誤診され、カウンセリングや投薬治療を受けても一向に回復しないので鍼灸院へやってくるといったケースも少なくありません。

　明らかな異常が発見できないので病院では「治療不可」とされ、目先の症状を薬でごまかすだけの対症療法しか打つ手がなくなってしまった患者は、鍼灸やカイロプラクティックに治癒への最後の望みを託すのです。

　これらの治療法では治療者の手が主な検査機器となりますが、その精度は病院の検査機器と比べても決して劣ってはいません。特に整形外科分野の診断では、筋肉のコリの状態、張りや弛緩の度合い、むくみの状態などについて、医師が見逃してしまいがちな小さな異変であっても、熟練した治療者であれば手の感覚によって的確にとらえるはずです。

　しかし、わたしは数万人に及ぶ患者を見てきた経験から、最新の検査機器や熟練した治療者であっても発見できない微細な異常こそが、治りにくい病気・症状の原因であると確信しています。

　関節の痛みで言うなら、微細骨折（マイクロフラクチャー）と呼ばれるＸ線にも写らないような小さな骨折が主な原因となっているケースがほとんどであり、さらに、細菌・ウイルスの感染も多くの疾患にかかわっています。リウマチや急性の関節炎、ホルモン系の病気や内臓の病気、さらには精神疾患など、治りにくい病気の多くは細菌・ウイルスの感染が要因となっているのです。

◆筋肉反射テストで根本原因が分かる

　ところが、そういった微細骨折や感染の問題を検査して診断を下すことはこれまでの治療法ではまず不可能でした。病院では血液検査で感染の有無を知ることはできても、体のどの箇所に感染があって特定の症状とどのように結びついているかを知ることはできなかったのです。
　その不可能なことを可能にしたのが筋肉反射テストです。
　カイロプラクティックの１つの技法として考案され、骨格の歪みや筋肉の状態を検査することに重きを置いていましたが、律動法と半身症候鍼灸法では、さらに筋肉反射テストによって微細骨折や細菌・ウイルス感染といった問題を検査することを重視しています。
　実際、それらの隠れた原因を探し出して治療すると、これまでどのような治療を受けても治らなかった病気に確実な改善が見られるのです。
　私の治療室ではアトピー性皮膚炎や肝炎、あるいは、ガンやうつ病といった難病の治癒例が数限りなくありますが、これは決して奇跡でもなんでもありません。「難病」とは、原因がはっきりせず手の打ちようがないという意味で「難しい病気」と呼ばれているのであり、いったん原因さえ分かってしまえば、多くの疾患はそこを的確に治療することで治癒していくのは当然のことだといえます。
　さらに、筋肉反射テストの優れている点として挙げたいのは、ある症状の原因、さらにその原因…というように、「原因の原因」をたどっていくことで、症状の根本原因について調べられるということです。
　ある症状が細菌感染によって起こっている場合、直接的な原因はその感染ですが、その箇所で細菌の繁殖を許している別の原因もどこかに潜んでいるはずです。筋肉反射テストによってそういった原因をたどっていくと、最終的に脳と脊髄が根本原因として浮かび上がります。そこで、律動法と半身症候鍼灸法では、脳と脊髄を診断上の最高位のメジャー（原因）とみなし、重要な治療対象としているのです。

筋肉反射テストが可能にすること③
治療の可能性が広がる

◆わたしたちは健康を害するものに囲まれている

　筋肉反射テストは体内の状態だけでなく、日常生活の中で体にとって悪影響を及ぼすものを知るためにも大いに役立ちます。

　例えば、食品添加物、携帯電話の電磁波、磁気ネックレス、ゴムのサポーター——普段、だれもが接しているこれらのものが人体に与えている影響を筋肉反射テストで調べてみると、いずれも体に良くない作用を及ぼしていることが分かるはずです。ほかにも、チタンネックレス、5本指ソックスといった意外なものにも有害性が見出されています。

　それらは健康状態を低下させ、病気になりやすい体質、あるいは、病気が治りにくい体質を作る一因となっています。事実、漂白剤や発色剤、PH調整剤、鮮度保持剤などの食品添加物を努めて摂取しないようにするだけで、アレルギー性鼻炎の多くが治ってしまうのです。

　このような検査ができるのは、わたしたち自身の体がセンサーとなり、悪影響のあるものに対して脳が萎縮し、それに応じて全身の筋肉が弛緩反応を起こしているからです。

　体の感覚が研ぎ澄まされた人であれば、筋肉反射テストを用いることなしに、体に良いものと悪いものに手を近づけたりあるいは視覚からも見分けることもできます。それは、人間本来の能力なのです。

◆代理人による検査の利点

　乳幼児や高齢者、あるいは重症者などで通常の検査が困難な場合に、代理人の体を使って検査を行えることも筋肉反射テストの大きな利点です。

　医療的な検査はどんなものでも患者の体に負担を強いるところがあり

ますが、代理人を介して行われる筋肉反射テストでは、患者への負担を一切かけることなく検査することができます。

　これは、筋肉反射テストが気のエネルギーと関係していることを示す現象だといえるでしょう。

◆遠隔地の患者への検査・診断・治療も可能

　さらに、わたしが開発したＴＲテストという筋肉反射テスト法では、治療者自身の筋肉の変化を通じて患者の検査を行うことができるので、代理人さえ必要としないのです。

　この方法に習熟すると、数メートル離れた位置から筋肉反射テストによる検査を行えるようになり、遠隔治療への扉が開かれます。離れた場所から検査・診断ができるということは治療もできるということを意味しているのです。数メートル離れたところから治療するのも、数キロ、あるいは数千キロ離れた場所から治療するのも、気の観点からすると同じことなので、それこそ、地球の裏側にいる患者に対しても正確な検査・診断と治療が可能となります。

　事実、当院では約15年以上にわたって遠隔治療を毎日行っており、集中治療室で生死の境をさまよっている患者が一命をとりとめ、その後、劇的な回復をみせるなど画期的な成果は枚挙にいとまがありません。

　また、海外の例として、ロシア、アメリカ、ドイツ、マレーシア、オーストラリア、デンマーク、イギリス、ブラジルなどの数十ヵ国の患者に遠隔治療を行ってきましたが、いずれのケースでも、目の前の患者を相手にしているのと全く変わらない治療成果を上げてきました。

　筋肉反射テストは患者の体の声を聴くための唯一確実な方法です。そして、その声に従うことによって、律動法と半身症候鍼灸法では、従来の治療の枠組みを超えた世界が開けてきたのです。

Ｏ－リングテストとの違い

◆Ｏ－リングテストは不完全な筋肉反射テスト

　読者の中には、この筋肉反射テストが「Ｏ－リングテスト」と似ていると感じた人もいるはずです。
　Ｏ－リングテストとは、患者が親指と人差し指で作った輪（Ｏ－リング）を検者が開こうとすることで筋力の変化をとらえ、さまざまな病気の検査・診断に応用する方法であり、鍼灸師を中心に、一部の医師や歯科医師も用いています。そのベースとなる考え方が筋肉反射テストと大変よく似ているため、この両者を混同している人も少なくはありません。
　もともと、Ｏ－リングテストはＡＫ（アプライドキネシオロジー）の筋肉反射テストにそのルーツを持つものであり、創始者の大村恵昭氏も自著において、「アプライド・キネシオロジーにヒントを得た」（『バイ・ディジタルＯ－リングテストの実習』大村恵昭著・医道の日本社）と明言しています。そのため、ベースとなる考え方が似ているのは当然のことです。
　ただし、考え方が似ていたとしても検査技術としては大きな開きがあります。率直に言えば、Ｏ－リングテストは筋肉反射テストとしては不完全なものととらえています。
　ＡＫの筋肉反射テストにも指の筋肉を使ったテスト法がありますが、Ｏ－リングテストのように親指と人差し指の組み合わせを用いることはあまりしません。それは、人差し指の筋力が患者の腕力に左右されやすいため、筋肉の微細な変化を読み取る筋肉反射テストには向かないからです。
　実際にＯ－リングテストを行っているところを見てみると、患者と検者との力比べになっていることが、はた目にも分かるはずです。理論的にも、この力比べ的問題が未解決であるととらえています。

◆正確さに欠ける粗雑なテスト法

　Ｏ-リングテストでは患者と検者との間でどちらかの力が強すぎる場合、テストに用いる指を変えたり、双方の指の本数を調整したりすることで力のバランスをとるように工夫しています。
　しかし逆に言えば、このような工夫は、双方の力加減が少しでも違ってしまえば検査結果はいかようにも変わってしまうということを意味してはいないでしょうか。Ｏ-リングテストで患者の指が開く場合、大きく開いた状態を「-4」、少しだけ開いた状態を「-1」、その中間を「-2」「-3」などと定めていますが、このような段階を設定すること自体がこのテストのあいまいさを証明しています。
　この点について、ＡＫに由来する筋肉反射テストはどうなのでしょう。
　まず、最大の違いは、決して強い力は用いないという点です。指によるテスト法として小指と親指で作った輪を用いる方法がありますが、わたしが指導する方法では、患者の腕力に左右されずシャープな結果が出るので、治療者が患者の指を引く力はわずか10グラムほどで十分です。実際に受けてみると分かりますが、Ｏ-リングテストが「グイッ」と指を引くのに対して、このテスト法では軽い力で「スーッ」と引きます。
　この方法では双方とも力を込める必要がないので、力加減や力を加えるタイミングによって検査結果が変動してしまうことはなく、あいまいさが入り込む余地のないシャープな検査結果を得られるのです。
　筋肉が弛緩している場合、10グラムというわずかな力でも開きますし、正常な場合であれば10グラムで開かないのはもちろんのこと、250グラムの力をかけても開くことはありません。そのため、時には2歳の子どもの手ででも正確な診断ができるくらいです。
　粗雑なＯ-リングテストと微細な筋肉反射テストとの違いがお分かりでしょうか。ＡＫを行う者は皆、誤診によって重大な医療過誤を引き起こす可能性のあるカイロプラクティックなどの治療法には、Ｏ-リングテストは不向きであるということを知っています。

精度の高い筋肉反射テストを行うには

◆多くの治療者が犯している過ち

　刀匠は仕事を始める前に斎戒沐浴を行うといいますが、鍼灸やカイロプラクティックの治療者で、その日の治療を始めるにあたり自己の心身を整えるような人はまず見られません。しかし、本来であれば、坐禅や呼吸法などで心身を整えてから患者の体に触れるべきではないでしょうか。

　治療者自身の筋肉による筋肉反射テストが可能であるのは、治療者が患者の気をそのまま100パーセント通過させるパイプになっているからです。しかし、もし少しでも気の乱れがあれば、そこへ患者の持つ異常が共鳴してしまいます。一般の治療者の多くはそのことを「患者から悪い気を受けてしまう」という形で自覚しているようです。

　つまり、治療者が心身のコンディションを整えることには、患者から悪影響を受けることを防ぐ意味があるのです。しかし、それ以上に重要なのは、治療者の心身を整えることで、精度の高い筋肉反射テストを行えるようになるという点です。

　治療者の気が乱れている場合、それは必ず患者の体にも影響を与え、筋肉反射テストの結果を信頼できないものにしてしまいます。例えば、正常な張りをもった筋肉であっても、気の状態が乱れた治療者に触れられることで瞬時に弛緩してしまいます。

　筋肉反射テストの原理として、「体に有害な刺激が与えられた場合に脳が萎縮して全身の筋肉が弛緩する」と述べましたが、この場合、治療者の存在それ自体が気の次元において有害な刺激となっています。当然、これでは正確な筋肉反射テストが行えるわけがありません。

　筋肉反射テストを用いない治療法においても、同様の問題は起きてきます。例えば、鍼灸には手首の6ヵ所の脈を診ることで全身の状態を把

握する脈診という診断法がありますが、治療者の気が乱れていると、その乱れが患者の脈の状態に影響を与えます。そのため、同じ患者であっても、治療者によって脈の状態が全く異なってしまうのです。

一方、カイロプラクティックには左右の足の長さの違いで骨盤の歪みをとらえる検査法がありますが、そこでも治療者によって、同じ患者の長い側の足が左右逆転してしまうという現象が見られます。

このように、どのような検査法においても、治療者（検者）の気の乱れは患者へ悪影響を及ぼし、その診断を狂わせる要因となります。

◆検査・診断の障害となるエネルギー＝邪気

このような、患者－治療者間の気の乱れの問題に正面から取り組んできた治療法がＡＫとＡＫの診断法を根幹に取り入れた律動法・半身症候鍼灸法です。

ＡＫでは正しい検査・診断の障害となる乱れた気の状態のことを「スイッチング」と呼び、わたしは分かりやすい日本語表現として「邪気」と呼んできました。

ＡＫの最大の功績はスイッチングという現象を明らかにして、その問題の解消法を提唱したことにあります。すでに説明したように、スイッチングは、筋肉反射テストを用いる治療だけでなく、あらゆるジャンルの治療法において無視することのできない大きな問題であるからです。

ただし、ＡＫのスイッチング解消法は律動法と半身症候鍼灸法の臨床においては完璧とはいえず、比較的容易に乱れた気の状態に戻りやすいという面があります。そこで、わたしはより精度と持続性の高い、独自のチューニング法を開発しました。

この方法によって、治療者と患者双方の気の状態を検査に適したレベルに整えておくことで、その後の検査・診断の精度が飛躍的に向上し、より効果的な治療を施すことができるのです。

律動法・半身症候鍼灸法式チューニング法①
スイッチング（邪気）の検査

◆スイッチング検査の考え方

　それでは、ここでスイッチング（邪気）の有無を検査する方法について説明しましょう。

　一般に「邪気」というと「よこしまな気持ち」を意味していますが、鍼灸の理論では病気の原因を総合して「邪気」と呼んでいます。一方、ＡＫならびに律動法・半身症候鍼灸法でいうところの邪気とは、心身の正常な気（エネルギー）の乱れであり、脳・脊髄を中心とする神経の働きを錯乱させて正確な検査・診断・治療の障害となる状態のことです。この本では「邪気」という言葉をその意味で使っていることに留意してください。

　スイッチングの確認法として一般的なのは、手を体から数センチ離した位置で経絡にそって動かし（擦過）、直後に検査のために選択した筋肉（インジケーター筋）の筋肉反射テストを行うという方法です。

　経絡とは鍼灸における気の通り道であり、そこを流れる気には一定の方向があります。心身が調和してスイッチングがない場合には、経絡の流れに沿って（順経といいます）手を動かしたとき、筋肉は正常な筋力を保ちます。その逆に、経絡の流れに逆らって（逆経といいます）手を動かしたとき、それは有害刺激となって筋肉が弛緩・低下してしまうのです。

　ところが、スイッチングがある場合、順経で筋肉が弛緩・低下し、逆経で筋力がしっかり保たれるといった逆転現象が起きてきます。そこで、順経と逆経それぞれで（あるいは順経のみで）、筋肉反射テストを行うことでスイッチングの有無を検査できるのです。

　鍼灸では主要な経絡として14種類の経絡をあげていますが、スイッチングの検査には、脳と関係の深い任脈という経絡を用います。

◆スイッチング検査の方法

【治療者自身のスイッチングの検査】
①インジケーター筋のロック（82ページ）状態を軽く確認しておく。
②腹部から胸部にかけての正中線に沿って、体に向けてかざした手指を下から上へ体に触れずにすべらす（順経）。
③すぐにインジケーター筋の筋肉反射テストを行う。ロックしていれば正常。ロックが外れて弛緩した場合はスイッチングがあるので、チューニング法を行う。

【患者のスイッチングの検査】
①患者のインジケーター筋のロック状態を軽く確認しておく。
②腹部から胸部にかけての正中線に沿って、患者の体に向けてかざした手指を下から上へすべらす（順経）。
③すぐに患者のインジケーター筋の筋肉反射テストを行う。ロックしていれば正常。ロックが外れて弛緩した場合はスイッチングがあるので、チューニング法を行う。

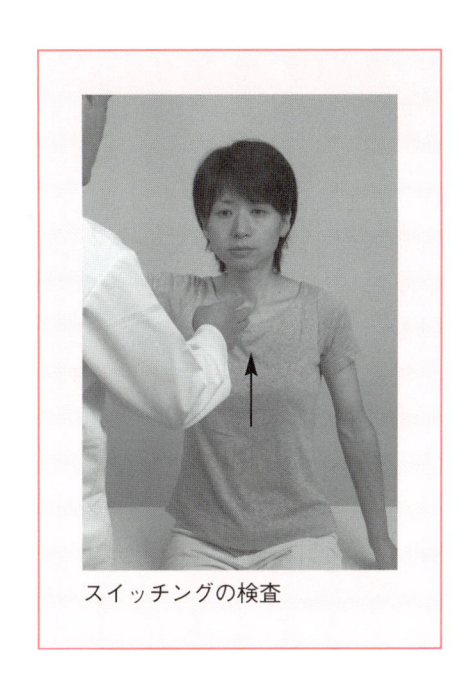

スイッチングの検査

律動法・半身症候鍼灸法式チューニング法②
チューニング法

◆治療効果が飛躍的に向上する

　ＡＫではスイッチングを解消する方法を「身体較正」と呼んでいます。較正とは秤などが正確な値を示すように計測前に行う「０点調整」のことで、「身体較正」という場合には、計器となる治療者と患者の双方の体を、正しい筋肉反射テストができる程度に整えることを意味しています。

　一方、律動法・半身症候鍼灸法では分かりやすい表現として楽器の調律に例えたチューニング（調律）法という用語を採用し、また、その方法も、効果の持続性が高いものに改良されています。

　このチューニング法によって、患者と治療者ともに毎回の治療前にスイッチングをチェックして調整します。これは単に筋肉反射テストの精度を高めるばかりではなく、心身の曇りを拭い去って感覚を研ぎ澄ませる効果もあるため、あらゆる種類の治療法において実施すべきでしょう。このチューニングされた状態を「澄気」（58ページ）と呼んでいます。

　ただし、チューニング法は、それを行う人によって調整の深さが異なってきます。例えば、スイッチングの強い人が自分の体にチューニング法を施した場合、スイッチングのある体の一部（手）で操作を行うのですから、スイッチングの解消度はそれほど高いものにはなりません。

　それでも、日々のこれらの臨床から必然的にスイッチングを解消しながら感覚を研ぎ澄まされ、心身の深いレベルに至るチューニングが可能となり、筋肉反射テストの精度も高まってきます。

　また、治療者のチューニングのレベルが高まるほどに、治療効果も飛躍的に向上していきます。

◆チューニング法のやり方

【治療者自身によるチューニング法】
①利き手を自然に開き、指先を体から2～3センチ離した位置で上胸部へ向けてかざす。親指は正中線から4～5センチ右側（左利きの場合は左側）、他の四指は正中線から4～5センチ左側（左利きの場合は右側）にくるようにする。
②そのまま手を下腹部まで4～5秒かけて擦過させ、動きの終点で1～2秒、間を置く。このとき、手は下腹部で自然とすぼまっていく感じになる。指先がなぞる（擦過する）ラインは鍼灸における胃経とほぼ重なるが、胃経の流れを特別意識する必要はない。感覚が鋭くなってくると、うまくいった場合に足部まで気が通る感覚がある。
③上記を2回ほど行い、スイッチング検査で異常が見られなければ終了。

【患者へのチューニング法】
①精神的な圧迫感を与えないために患者の横に立って、上記のチューニング法を行う。

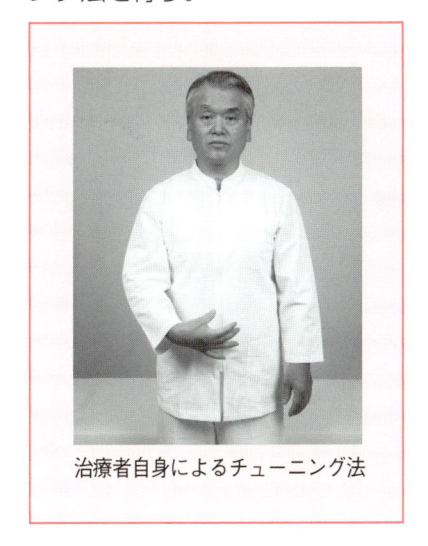

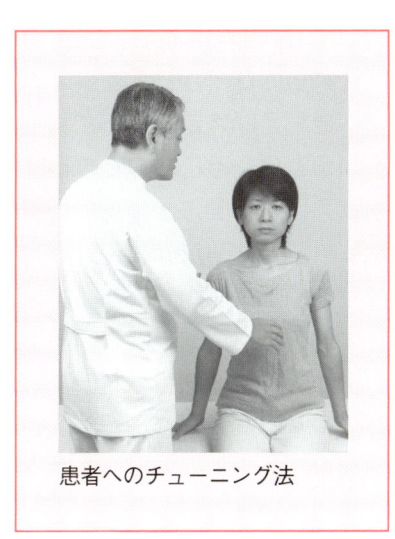

治療者自身によるチューニング法

患者へのチューニング法

治療者の姿勢について

◆中心感覚を育てる

　武道家や演奏家、あるいは華道家といった、芸術や職人的技術にかかわる人の多くが正しい姿勢を重視しているのは、姿勢を正すことで感覚が研ぎ澄まされることを体感しているからです。
　しかし、その一方で、最も生体エネルギーを重視する各種の治療法の指導者において、治療の際の自身の姿勢に関心を持つ人はほとんどいません。それで果たして、正しい検査・診断・治療を行えるのでしょうか。
　治療における正しい姿勢とは、全身の筋肉の働きに偏りのない姿勢にほかなりません。これは脳と脊髄が最大限に機能する状態であり、感覚が研ぎ澄まされた結果、検査・診断・治療の精度も自然に高まります。
　鍼灸の世界においても、治療者の姿勢について言及されることはこれまでありませんでしたが、実は、患者と治療者の姿勢によって脈の状態は大きく変化します。そのため、脈診を重視する古典的な鍼灸では、姿勢次第で誤診の可能性が高まることになるのです。
　それらのことから、すべての治療者は検査に適した正しい姿勢を探求すべきだといえますが、これには単に外側から見た姿勢だけでなく、内面からとらえることのできる身体感覚を正すことも含まれます。
　例えば、律動法や半身症候鍼灸法を志す生徒に指導している項目の一つに、「中心感覚を育てる」というものがあります。
　足を肩幅に開いて立ち、両足の正中と腰の正中と頭の正中が、一本の正中線の上にピタリと重なるようにして立つと、体が一本のパイプになったかのように感じられます。この感覚をつかむことに習熟すると、やがて、そのパイプが細くなっていき、最終的にはピンと張った一本のピアノ線が体の中心を貫きます――これが中心感覚です。
　この中心感覚が確立すると、検査・診断・治療の精度が劇的に向上す

るので、律動法と半身症候鍼灸法をマスターする上で、ここのところを避けて通ることはできません。

◆半眼によって後頭葉が活性化する

正しい姿勢についていくつか補足しておきましょう。

立ち方は両足に均等に重心をかけるべきですが、腰が安定しすぎると感覚が鈍るので、足を開きすぎないようにします。かかとを浮かせぎみのまま日本刀の刃の上に足を置いているかのような意識で立つことで、鋭敏な感覚を維持できるでしょう。また、歩くときは小さなすり足が基本です。

さらに、目をやや半眼にすると感覚的な視野が360度に開かれて、自分の前後左右を均等に意識できるようになります。これは脳の後頭葉の活性化につながり、感覚を鋭くする作用があります。

正しい姿勢とは治療者にとって基本中の基本であるとともに、奥義でもあります。筋肉反射テストで筋肉の変化がつかめない、あるいは、腰椎5番の律動現象（202ページ）が分からないといった人でも、チューニング法と正しい姿勢によって感覚を研ぎ澄ましていけば、確実に正確な検査・診断・治療ができるようになります。

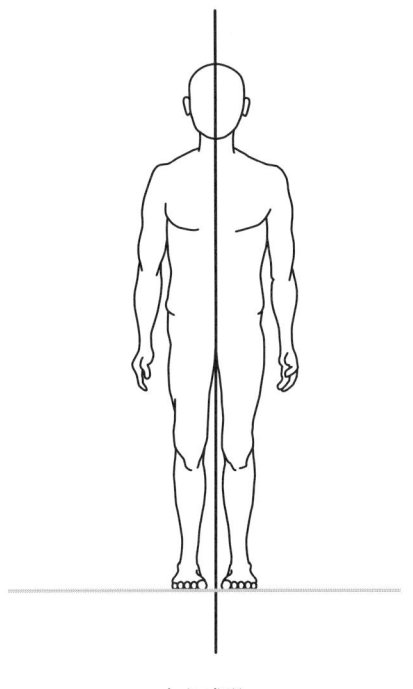

中心感覚

筋肉反射テストの基礎

◆筋肉のロック状態を理解する

　筋肉反射テストでは、検査のために選択した筋肉（インジケーター筋）に軽く力が入る体勢（検査ポーズ）を患者に取らせ、治療者はその筋肉が作用している反対方向へ適度な力を加えて、筋肉がロック（固定）しているかどうかを判断します。

　筋肉が正常な働きをしているとき、検査ポーズを維持している筋肉は一定の緊張状態を保っているので、治療者によってテストのための力を加えられてもそのまま固定された状態を保持します。これが、「筋肉がロックしている」という状態であり、正常を示す基準点となります。

　その状態で、異常箇所に触れられたり有害刺激を受けたりすると、全身の筋肉が弛緩してインジケーター筋の「ロックが外れる」ので、その変化からなんらかの異常が起きたことを確認できます。つまり、治療者（検者）は同じ力で検査しているにもかかわらず、患者はその力に抵抗できず検査ポーズを保てなくなって脱力してしまうのです。

　なお、このテストは、筋肉を通じて脳・脊髄を中心とする神経系の反応を見るものであって、筋力測定ではないという点に留意してください。

　筋肉反射テストは筋肉のロックの有無を確認するものなので、事前にチューニング法によって、筋肉がきちんとロックするように調整しておく必要があります。78ページでチューニング法のことを秤の「０点調整」に例えましたが、それは基準となるロック状態の確立を意味しているのです。

　正確な筋肉反射テストを行うにはスイッチングの解消が大前提となります。正しいテストでは、患者は検査ポーズを保ち、治療者がそこに軽い力を加えるだけで明確な結果を得ることができるのです。

◆正しい合図の方法

　同じ筋肉へのテストでは、治療者が加える力は常に一定を保つ必要があります。また、力を加えるときの患者への合図についても細心の注意を払うべきでしょう。

　手指をインジケーター筋とした場合、「指先を軽くつけてください」という指示だけでも十分ですが、腕や足など比較的大きな筋肉を使う場合、患者の注意がそれているときに不意に力を加えると、ロックしている筋肉であっても全く抵抗できないことがあります。

　そこで、治療者はテストのための力を加える直前に、「止めて」という合図の声がけを行います。ここでいう「止めて」とは、検査ポーズを保つという意味です。

　良くない例として、「抵抗して」「力を入れて」などが挙げられるでしょう。この場合、患者は力んでしまい、テストが力比べになってしまいがちです。また、「止めてッ！」と語気が荒くなってしまうことも避けるべきです。強い口調は聴覚を通じて患者の脳を刺激して筋肉を弛緩させ、その一瞬、筋力が低下してしまいます。つまり、正確な筋肉反射テストの障害となるのです。

　「ハイー、止めてー」と語尾を静かに発音すると、患者はロック状態の確認にとって適切な筋肉の緊張状態を保つことができます。

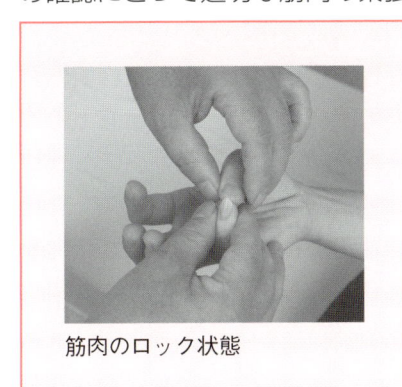

| 筋肉のロック状態 | ロックが外れた状態 |

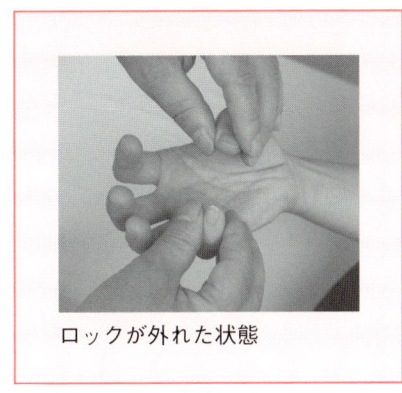

※感覚の良い患者ならば２歳の子供の手でもテストが可能である。

母指・小指対立筋テスト①

◆腕力に左右されないテスト法

　それでは、律動法と半身症候鍼灸法で用いている筋肉反射テストをここでいくつか紹介しましょう。

　母指・小指対立筋テストでは、患者の母指（親指）と小指で作った輪を、治療者（検者）が軽い力で開きます。輪を作ったときに収縮しているのが母指対立筋と小指対立筋。これらの筋肉がロックされていれば輪は閉じた状態を保ち、ロックが外れていれば輪は開いてしまうのです。

　外見上はＯ－リングテストにも似ていますが、すでに説明したように、こちらの方がはるかに高い精度の検査を行えます。

　実際にやってみると分かりますが、母指と小指で作った輪では強い力が入りにくく、腕力差が影響しないのです。そして、チューニングによってスイッチングが解消されたときには輪を作る筋肉に一定のロックが生じるので、治療者の軽く引く動作では決して指は開きません。

　この「力は入りにくいけれど筋肉のロック状態の有無はシャープに確認できる」という点がポイントです。お互いに軽い力なので長時間にわたる頻繁な使用でも疲労せず、患者と治療者双方の腕力に左右されずに筋肉のロックを明瞭に判定できます。例えば、異常がある場合には、力士のような力の強い男性が母指と小指で作った輪を、非力な女性でも軽く開くことができるのです。ここが、筋肉反射テストと筋力テストとの違いです。

　ただし、ここでＯ－リングテストのように双方が強い力を使う方式は、ロックの有無を無視したものとなり、問題を残します。わたしが指導する母指・小指対立筋テストでは20～30グラムの力で引くことが要求され、しかも、毎回同じ力でなければならないのです。

1円玉20枚分の重さが20グラムですから、いかに軽い力か分かるでしょう。筋肉のロックがない場合には、そのようなごく軽い力でも指の輪は開きますが、きちんとロックしている場合には、それよりずっと強い250〜500グラムの力で引いても開きません。
　そのような軽くて正確な手指の操作のためには、治療者の重心が体の中心線を通る必要があります。これが80ページで触れた「中心感覚を育てる」ということにつながってくるのです。

◆ON／OFFが明瞭に示される

　母指・小指対立筋テストのもう１つのメリットは、わずかな負荷に対しても筋力がストンと低下するシャープな検査が可能だという点です。
　Ｏ－リングテストのように、患者が抵抗する力の段階を設定することは、そのテスト法の精度の甘さを示しています。一方、母指・小指対立筋テストは、電気のスイッチの「ON／OFF」のように体の「異常／正常」を明瞭に示してくれます。
　このような精度の高い検査こそが、精度の高い治療につながってくるのです。
　筋肉反射テストはあいまいなものだと思い込んでいる人も多いようですが、実際はきわめて精度が高いテスト法です。ただ難度も高い欠点があります。

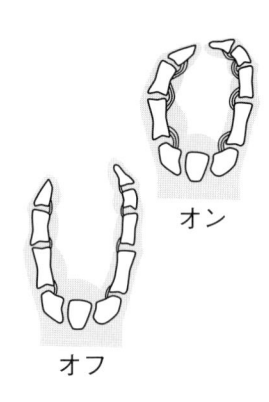

オン

オフ

母指・小指対立筋

母指・小指対立筋テスト②

◆筋肉のロックを確実にとらえる

　この母指・小指対立筋テストの習得にあたって重要なポイントとなるのが、筋肉が軽くロックしている状態の確認です。

　筋肉がロックしていれば、20～30グラムほどの軽い力で引いたときに磁石のＳ極とＮ極が軽く引き合っているような接着力が感じられ、母指と小指で作った輪は開きません。逆にロックしていないときは、指と指の間の磁力がなくなったかのようにスーッと輪が開いていきます。

　このテストを行うときの姿勢は重要なので注意してください。具体的には、①患者の母指と小指の合わせ目、②患者の手の平の中心線、③治療者（検者）の左右の指の輪の中心、④治療者の体の中心線…これらが一直線に位置するように心がけます。

◆母指・小指対立筋テストの方法

【母指・小指対立筋テスト】
①患者の母指と小指で輪を作らせて「指先を軽くつけてください」と指示する。
②治療者（検者）は母指と示指（人差し指）で輪を作り、残りの三指は示指に軽く添え、患者の指の輪をごく軽く繊細にスーッと引く。このとき、20～30グラムの力で左右均等に引かなければならない。筋肉がロックしていれば指は開かない。
　（もしこの時点で開くようであれば、引く力が強すぎるか、スイッチングが解消されていないということになる）

③診断箇所に治療者の手をセンサーとして接触し、再度、患者の指の輪を同じ力で引く。異常がある場合には患者の指はスーッと開き、ロックが外れたことが確認できる。異常がなければ指は閉じた状態を保つ。

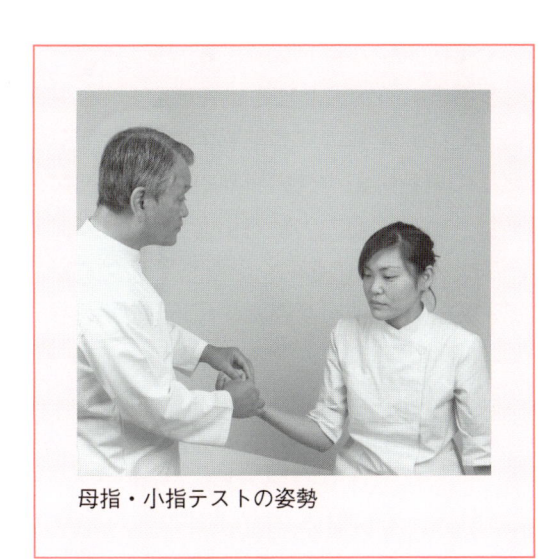

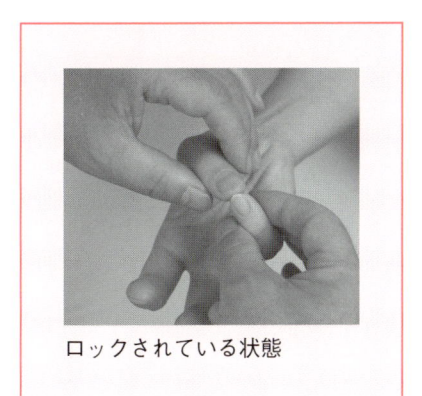

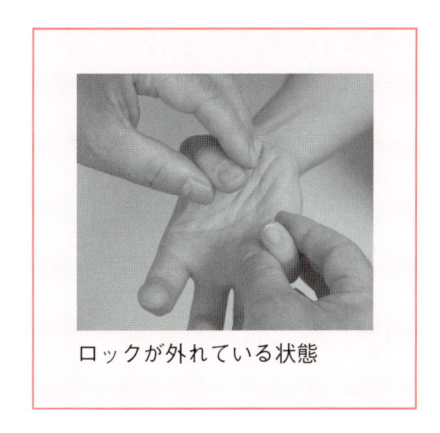

母指・小指テストの姿勢

ロックされている状態

ロックが外れている状態

三角筋テスト①

◆筋肉反射テストと筋力テストとの違い

　三角筋は腕の付け根あたりにある筋肉で、ＡＫでもインジケーター筋として多用されている筋肉です。ロックのある状態とない状態との差が腕の大きな動きとして表れるのでその違いがだれにでも視覚的に分かりやすく、患者への説明のために多用されるテストだといえます。

　また、律動法・半身症候鍼灸法では、全身の体力を判断する筋力テストにも三角筋を用いています。この場合はロックの有無を見るのではなく、治療前後の体力の回復度の目安として筋力の絶対値を検査するのです。ここは分かりにくい部分ですが、その違いをよく理解してください。

　筋肉反射テストでは、体の各部の異常を検出するために筋肉の反射が利用され、そのときに用いられる特定の筋肉のことをインジケーター筋と呼んでいます。

　一方、筋力テストは体力を判断するために特定の筋肉の最大筋力を測定するものです。そのため、筋肉反射テストのような軽い力ではなく、患者の筋力に応じてしっかりとした力をかけます。

◆テスト姿勢の重要性

　三角筋は比較的大きな筋肉で、前部三角筋、中部三角筋というように個別の名称が付けられています。ここでは律動法・半身症候鍼灸法でよく用いられる中部三角筋テストについて説明しましょう。中部三角筋は、ヒジを伸ばしたまま腕をまっすぐ真横に上げるときに使われる筋肉です。

　ほかの筋肉を使ったテストでも同様のことが言えますが、筋肉反射テストを行う場合は、なるべくインジケーター筋だけに力が入るような姿

勢を患者にとらせることが重要です。

　インジケーター筋以外の筋肉が働いてしまう姿勢では複数の筋肉の力を借りて踏ん張ってしまいがちで、その場合、ロックの有無ではなく全身の筋力を使う「力比べ」になってしまいます。これでは、正確な筋肉反射テストにはなりません。

　この中部三角筋テストでは、水平よりも10〜15度ほど上に挙げた位置がテストに最適な位置です。実際にこの姿勢をとってみると、ほかの筋肉をほとんど動かさずに、インジケーター筋に力が集まることが分かるでしょう。

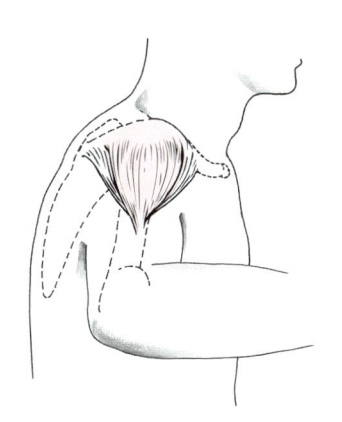

中部三角筋

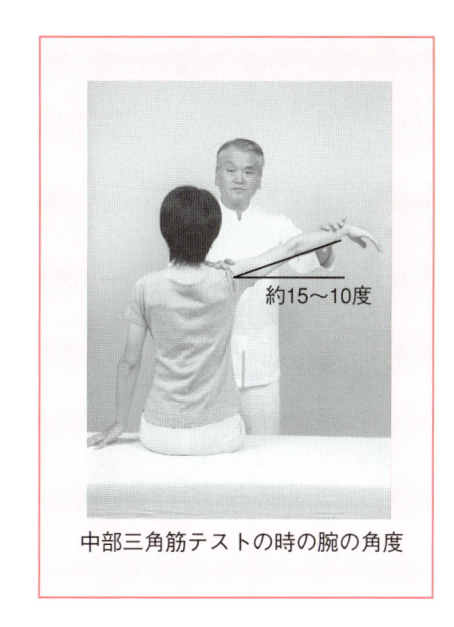

約15〜10度

中部三角筋テストの時の腕の角度

三角筋テスト②

◆中部三角筋テストの方法

　テスト時の治療者（検者）の力加減は、筋肉のロックがある場合に腕が水平の位置で停止する程度が適切です。
　腕の動きには自動車のハンドルの遊びに似た多少の「遊び」があり、適切な力加減でテストを行うと、ロックがある場合にはテストの力に対して水平で止まり、ロックが外れた場合には水平を超えてそのまま腕が下へ落ちていきます。

【中部三角筋テスト】
①患者の腕をヒジを伸ばした状態で真横に上げて、水平よりやや上になる角度（約10〜15度）で固定させる。このとき、テストに影響しないように顔と目線はまっすぐ正面を向かせる。
②治療者（検者）は真正面から患者に向き合って、患者の肩の位置に自分の体の正中線を合わせる。顔は正面に向け、目線は正面でやや下げ気味にする。
③次に片手を患者の肩あたりに置いてその体を安定させ、もう一方の手を患者の手首の少しヒジよりの部分に軽く当てる。
③「止めてください、はい―」と合図をして、腕を下へ押し下げるように力を加える。このとき、治療者の体が正中線からブレないように注意する。中部三角筋がロックされている場合、腕は遊びの分だけ動いてから水平の位置で止まる。
④筋肉のロックを確認したら、診断箇所に治療者の手を接触し、再度、患者の腕に同じ力をかける。異常がある場合には患者の腕は止まらずにスーッと落ちていき、ロックが外れたことが確認できる。異常がなければ腕は止まった状態を保つ。

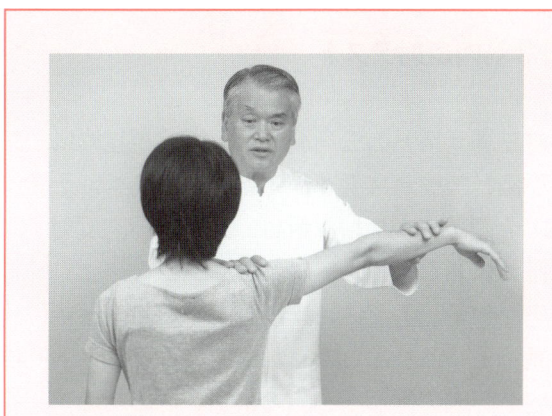

筋肉がロックしている状態

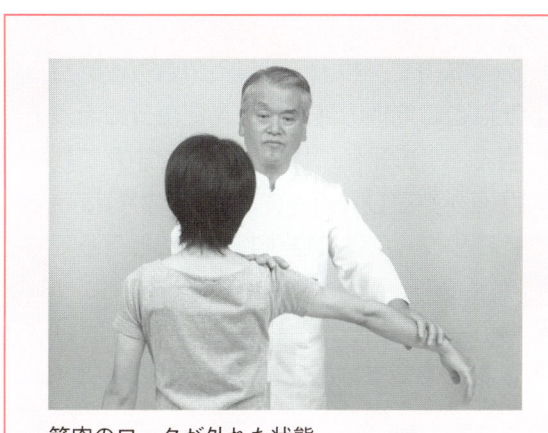

筋肉のロックが外れた状態

第2章　筋肉の言葉に耳をかたむける方法

TRテスト①

◆習得の容易な筋肉反射テスト

　母指・小指対立筋テストと三角筋テストは、視覚的にも感覚的にも明瞭に判定できる優れた検査法ですが、難易度が高く、その習得には年数がかかります。そこで、わたしが新しい発想の筋肉反射テストとして考案したのがＴＲテストです。

　一般的な筋肉反射テストでは、異常箇所に触れたときに生じる筋肉の弛緩を筋力の低下として検出しますが、このＴＲテストでは筋肉の触診を通じて直接的に筋肉の弛緩をとらえます。そのため、患者の指を引く力加減や合図のタイミングといった難易度の高い要素を回避できるので、初心者でも丁寧に行えばすぐに身に付いて治療において使いこなせます。

　ＴＲテストで使用するのは母指・示指骨間筋と呼ばれる手の親指と人差し指との間にある筋肉で、ちょうど鍼灸の合谷というツボの近くにあります。テストではこの筋肉の最も膨らんだ部分に治療者（検者）の親指の腹を直角に当て、手の平側には人差し指を添えて親指で圧をかけます。このとき、筋肉が弛緩してロックが外れていれば親指はグーッと奥まで沈んでいき、ロックしていれば少し沈んだところで適度な弾力によって止まるのです。

　精度の高いテストを行うコツは、親指を沈めていくときの微細な圧のコントロールと、指の感覚を鋭敏にすることの2点です。親指だけに意識を集中すればいいので、通常の筋肉反射テストと比べて習得が容易であり、患者でさえ、1〜2度の説明で修得する人がいます。

　律動法と半身症候鍼灸法を学ぶ人々には、だれもが習得できる筋肉反射テストとしてこのＴＲテストを基本に指導しています。

◆**治療者による代理テストも容易**

　ＴＲテストの最大のメリットとして、治療者自身の筋肉を用いた筋肉反射テストが行えるという点が挙げられます。
　その場合、患者の診断箇所と思われるところへ治療者の指をセンサーとして触れ、直後に治療者自身の筋肉でＴＲテストを行います。このとき、異常があれば筋肉の弾力は消失して指が沈んでいき、異常がなければ筋肉の弾力によって指は止まるのです。
　律動法・半身症候鍼灸法には、自己筋肉反射テストとして母指と薬指で作った輪を、もう片方の母指と中指で開く方法もありますが、習得の容易さという点ではＴＲテストにかないません。
　このようにＴＲテストは治療者自身のスイッチングの検査のほか、筋肉反射テストを行うことが困難な患者に対しても治療者自身の筋肉によって完璧なテストができるのです。
　現在、律動法・半身症候鍼灸法では、主に患者への説明のために母指・小指対立筋テストや三角筋テストを行い、それ以外の筋肉反射テストにはすべてこのＴＲテストを用いています。

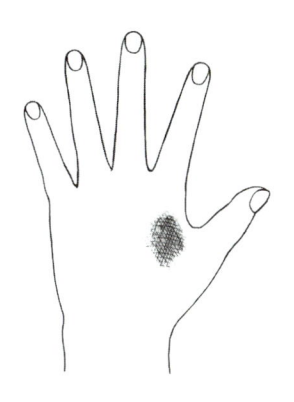

母指・示指骨間筋

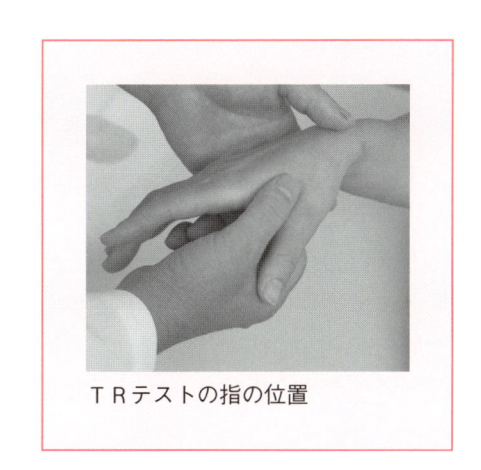

ＴＲテストの指の位置

第2章　筋肉の言葉に耳をかたむける方法

ＴＲテスト②

◆ＴＲテスト習得の秘訣

　ＴＲテストの最大の秘訣は、鋭敏に筋肉の弾力を確かめながら静かに指を沈めていくという点にあります。

　最初のうちは、親指をエレベーターにみたて、10階建てのビルを1階までゆっくり降りていくことを想像することが助けになるでしょう。ごく軽く指を置いただけの位置が「10階」、軽い静かな力で最後まで押して指が沈みきった位置が「1階」です。筋肉がロックされている場合は9階や8階あたりでエレベーター（親指）が止まり、ロックが外れている場合は1階までスーッと降りていきます。

　このとき、6〜5階あたりで「ロックしていないな」と思えても、そのまま軽く沈むところまで押し続けてきちんと確認することが大切です。

◆ＴＲテストの方法

【患者へのＴＲテスト】
①治療者（検者）の片方の手で患者の手首から手の平にかけて保持し、その母指・示指骨間筋をもう一方の手の親指と人差し指でごく軽くはさみます。このとき、治療者の親指は反らせずに、ほかの3本の指は卵を握るように力を抜いておくこと。
②治療者の親指を軽くゆっくりと沈めていく。筋肉がロックされている場合、指は少し沈んだところで弾力による抵抗を感じて止まる。
③筋肉のロックを確認したら、診断箇所に治療者の手を接触し、直後（25秒以内）、患者の母指・示指骨間筋に同じ力をかける。異常がある場合には、親指は弾力を感じないまま止まらずに沈んでいく。

【治療者によるＴＲテスト】
①患者へのＴＲテストと同様の手順で自らの母指・示指骨間筋のロックを確認する。
②筋肉のロックを確認したら、診断箇所に治療者の手を接触し、直後（25秒以内）、治療者自身の母指・示指骨間筋に同じ軽い圧をかける。異常がある場合には、親指は弾力を感じないまま止まらずに沈んでいく。

◆ＴＲテストの最大留意点
　1にも2にも、母指を極く軽く、微細に沈めていくことに尽きます。

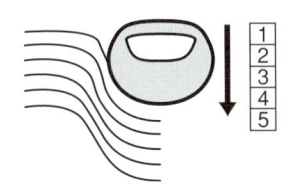

異常なら、母指は1、2から
3、4、5と5の段階まで沈む

筋肉の弾力の判断基準

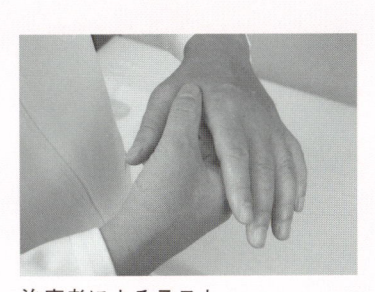

治療者によるテスト　　患者へのテスト

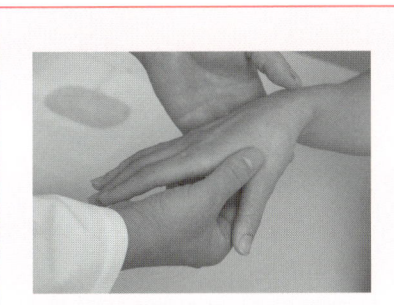

筋肉反射テストに習熟するには

◆身に付けるものに細心の注意を

　精度の高い筋肉反射テストを行うには、80ページで説明したように治療者の姿勢がとても大切です。しかし、それだけではじゅうぶんでなく、正確な検査を妨げるさまざまな要因について1つ1つクリアにしていかなければなりません。

　最初に行うべきは、自分の体でTRテストを練習しながら感覚を磨いていくということです。具体的には、鉛などの有害物質に触れてからTRテストを行い、筋肉のロックが外れる感覚を体得します。

　また、普段無意識に行っていることのうち感覚を鈍らせるものを排除することも大切です。ピアス、金属ネックレス、金属ベルトの時計などは脳を萎縮させて筋肉反射テストの結果を不正確なものにするため、患者側・治療者側どちらが付けていても問題となります。また、きつい靴下も感覚を鈍らせるのでテストを行うときには治療者は履くべきではありません。特に5本指ソックスは神経機能に障害を与えます。患者、治療者のどちらが履いていても正確な検査の妨げとなるので要注意です。

　細かいことを言っているようですが、筋肉反射テストとはそれほど細かいところまで検出できる検査法であるということです。だからこそ、神経伝達を混信させるものを、事前に極力取り除いておく必要があるのです。

◆丁寧な体の使い方を心がける

　治療者の身のこなしについて補足しておきましょう。
　治療者は雑な体の動かし方をせず、慣れるまでは正しい姿勢を崩さないような動きを心がけます。特に初心者ほど検査に行き詰ったときに

「おかしいな」と無意識に首をひねってしまいがちです。このような無意識的で雑な動作はテストの正確さを損ねるというだけでなく、気の乱れを生じさせて、患者に悪影響を与えてしまう可能性があるのでじゅうぶんな注意が必要です。

また、大きな声で話すと気の乱れを生じることがあるので、常に力みのない声で話すように心がけることも大切です。

◆「欲」と「ごう慢」を控える

筋肉反射テストの習得において最終的なハードルとなるのが治療者自身の心の問題です。特に問題なのは「早く習得してやろう」という欲と、「オレが治してやる」というごう慢さです。このときの治療者の脳は硬く歪んだ状態になっているので、手と体の神経機能は低下します。

そのような気持ちは診断と治療に確信が持てないことから始まりますが、心の曇りとなり、さらに、手と体の感覚上の曇りにもなって検査結果を不正確にするでしょう。さらに、不正確な筋肉反射テストは、治療者の思い込みから導かれた間違った結果だけを示すようになります。

また、治療者がごう慢な意識を持っていては、患者の体はその治療を決して受け入れてはくれません。表面的に人あたりを良くしたとしても、内面にごう慢さが潜んでいれば、患者の体はその治療を受け入れないものです。

常に聖人君子であれとは言いませんが、せめて、治療のときは無欲に淡々と事を進めていくことです。そのためには、日頃から、自分の内面をからっぽにして、無心に患者へ接していくことを身につけるといいでしょう。

一般の人の場合、気負いがない分、最初は比較的容易に体得しやすい傾向があります。しかし、そのことを鼻にかけてしまうと正確な筋肉反射テストの習得は難しくなります。

目は脳の窓

体調の良し悪しは目で分かる

「目は心の窓」とはよく言われることですが、律動法・半身症候鍼灸法の立場からこれを言い換えると「目は脳の窓」となります。つまり、脳の状態は目で分かると同時に心も脳で分かるのです。

頭蓋骨模型を見ると、目が収まっている眼窩には、頭蓋骨を構成する15種類の骨のうちの多くの関節が集合しています。頭蓋骨は体調の悪いときはズレが大きくなっているので形が悪くなって目つきまで悪くなってしまうのです。そして膨張して、頭も大きくなります。皆さんも、疲れているときや体調不良のときに鏡を見てみると、そのことを実感できるはずです。

眼窩と頭蓋骨と脳の関係

目つきがおかしいときには脳にも異常が起きています。眼窩の中心にある骨は蝶形骨ですが、そのねじれや傾きは視神経を引っ張って目の向きを変えるだけでなく、上に乗せている下垂体からの内分泌の失調、視床下部の障害による自律神経系の失調を招き、子宮・卵巣の変調ともなります。

そのような状態が長期化すると、自律神経の失調から神経質な性格となり、心のコントロールが難しくなってきます。

このようなねじれのパターンはいくつかあり、そのそれぞれが不安感や攻撃的性格、精神障害などとかかわってきます。目つきは眼窩の状態の表れであり、そして眼窩の状態は頭蓋骨と脳の状態の表れなのです。

19世紀前半、ヨーロッパを風靡したGallの骨相学でも、頭蓋骨の形からその人の性格、感情、癖、理性など判断できるとしていました。

第3章

筋肉反射テストでいのちに触れる

筋肉反射テストで検出される異常について
ＴＬによって全身をスキャンする
どんな問題が起きているのかを知る
原因と結果の連なりを解きほぐす
2点ＴＬで問題の根を探る
筋肉反射テストで見えてくる病の真因
心の病の正体は感染と頭部打撲
首の問題は全身へ影響する
背骨の基本的な検査
頭部・内臓の基本的な検査
そのほかの検査について
起きている症状の原因を探る
細菌・ウイルス感染の有無を探る
微細骨折の検査法
電磁波の悪影響を調べる
食品添加物・衣類の悪影響を調べる
新築家屋の悪影響について
自らの体を知る義務がある

筋肉反射テストで検出される異常について

◆異常にもさまざまなレベルがある

　この章では、筋肉反射テストによって何を知ることができるのかという点について、もう少し詳しく説明していきましょう。

　最初に触れたいのは、筋肉反射テストで検出できる「異常」とはいったいなんなのかということです。これは、律動法・半身症候鍼灸法を理解する上でとても重要なポイントですが、これら以外の治療法で筋肉反射テストを行っている人の多くが、この点をよく理解されていないようです。

　筋肉反射テストでは、異常箇所に触れたときに筋肉が弛緩するという現象を利用して全身を検査していく…というところまではすでに説明しました。しかし、ここでいう「異常」にも実はさまざまなレベルがあります。

　まず理解してほしいのは、律動法・半身症候鍼灸法における筋肉反射テストでは「その時点で回復可能な異常」だけが検出されるという点です。そのため、その時点における回復力を治療によって100パーセント引き出すことができた場合には、筋肉反射テストにおける異常反応は消えてしまいます。

　ただし、それは「その時点で回復可能な異常」が解消されたということであり、筋肉反射テストで全身どの箇所にも異常が見つからなかったとしても完治を意味しているわけではありません。

　律動法・半身症候鍼灸法では、治療によっていったん回復した生命力は再び低下することがないため、初回の治療で検出された異常と同じレベルの異常が2回目以降の治療で検出されることはほとんどありません。そこで新たに検出されるのは、前回よりも深いレベルの異常であり、治療回数を重ねるほどに、前回の検査では検出されなかったより深いレ

ベルの異常が検出されていきます。
　なお、治療者のチューニングレベルがじゅうぶんに高くない場合には、検出できる異常のレベルにも限界が生じ、深いレベルの異常をとらえることができません。そのため、ある治療者が治療して異常反応が一切検出されなくなった患者であっても、よりチューニングレベルの高い熟練者が検査したときには、異常反応が検出されるといった現象が起きえます。

◆深い異常を解消することで演奏家が「名演奏家」になる

　熟練者による筋肉反射テストでは、どんなに健康な患者であっても、その生命力・回復力が存在する限り、脳と脊髄は自分の体をより良い状態へ向けようとして、筋肉反射テストにおいて異常反応を示してきます。そのため、治療回数を重ねた患者では、最初の1000分の1といった超微細な深いレベルの異常が検出されることになるのです。
　従来の一般的な治療法においては、筋肉反射テストのような的確な検査法がなく、治療者自身も「症状が無くなれば完治」という意識が強いので、ある程度症状が消失していれば治療の終了を告げることがほとんどでした。
　しかし、再発を繰り返さない強い体質になりたい、あるいは、スポーツや芸術などの分野で身体能力を極限まで引き出したいという患者側のニーズに応えるには、その人の求める最高の状態へ向けて、筋肉反射テストによる深いレベルの異常の検出が必要となります。
　その結果、例えば楽器の演奏家なら名演奏家の領域に達するような演奏が可能となり、サッカー選手なら常に最高のパフォーマンスを発揮できるようになるでしょう。わたしの治療室には、演奏家や声楽家、プロスポーツ選手といった患者も数多いのですが、その背景には律動法・半身症候鍼灸法のそういった効果への信頼感があるようです。

ＴＬによって全身をスキャンする

◆ＴＬの有効時間は約25秒

　筋肉反射テストでは、異常箇所に触れたときに筋肉のロックが外れるという現象を利用していますが、この「異常箇所に触れる」という操作のことをＡＫではＴＬ（Therapy Localization）といいます。日本語では「診断地分析」と訳されますが、律動法・半身症候鍼灸法ではシンプルに「触査」と呼んでいます。ただし、ここではＡＫを学んできた読者への利便を考えて、ＴＬという呼称で統一しておきましょう。

　ＴＬでは、検査の対象となる箇所に治療者が手指を触れますが、より精度の高い検査のために、検査する箇所の広さに応じて１本の指頭、２本の指頭、４本の指頭、あるいは４指の腹全体というように使い分けます。

　脊椎の検査であれば目的とする椎骨部分の皮膚に、内臓の検査であれば目的とする内臓部分の皮膚に指を触れてから筋肉反射テストを行うことで、その箇所が正常かそうでないのかを的確に判断できるのです。なお、検査する箇所への手の接触は、皮膚に直接であっても、薄い衣類の上からであってもどちらでもかまいません。

　注意したいのは、ＴＬの有効時間が約25秒であるということ。つまり、検査箇所に触れてから25秒以内に筋肉反射テストを行わなければ、正確な検査とはなりえないのです。

　ただし、これには例外があって、ある箇所にＴＬしてからすぐに別の箇所にＴＬした場合には新しい方が優先され、その以前のＴＬはたとえ25秒以内であっても無効になってしまいます。

　筋肉反射テストでは、このＴＬを上手に使うことで全身をくまなく連続してスキャン（精査）できるのです。

◆検査の精度を高めるＴＬの方法

　ＴＬの工夫によって検査の精度を高めることができます。例えば、指の腹を皮膚に当てるやり方と、指頭を皮膚に立てるようにして当てるやり方では、後者の方がより深い層の組織を検査できるのです。
　この方法に熟練すると、手先からのエネルギーを体内へ到達させ、検査対象とする内臓に対して的確なＴＬを行うこともできます。
　あるいは治療者の気の影響を極力排除して安定した検査結果を得るために、鉱石などを手の代わりに用いることもあります。この目的で用いる鉱石などの物質をセンサーと呼んでいますが、通常は、磁気や極性のない、ごく普通の石を用いることを勧めています。このようなセンサーは指と違って、常時一定の負荷を与えることができるので、一定レベルでの異常反応を検出することに適しています。
　ちなみに、Ｏ−リングテストにおいて、磁石やレーザー光で検査箇所を刺激することには大きな疑問があります。磁石やレーザー光はそれ自体が体にとって有害な刺激なので、それを人体に接触させると部位に関係なくすべてに異常を表示します。
　その有害性については、Ｏ−リングテストに比べてずっと精度の高い、筋肉反射テストによって明瞭に確認することができます。

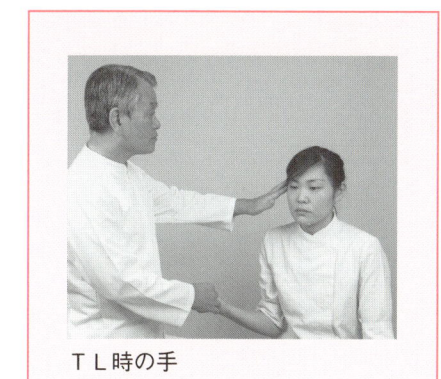

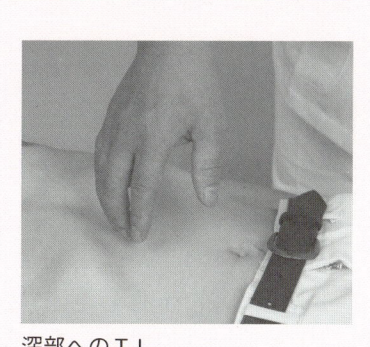

ＴＬ時の手

深部へのＴＬ

どんな問題が起きているのかを知る

◆チャレンジの基本的な考え方

　ＴＬによって検出された患者の異常箇所に対して、さらに特定の目的を持った負荷を与えて筋肉反射テストを行うことで、どのような問題が起きているのかを具体的に知ることができます。そのような負荷を総称して「チャレンジ」と呼んでいます。

　チャレンジの基本的な考え方としては、異常をより促進するような負荷を与えたときに筋肉のロックが外れ、その逆に、異常を修正するような負荷を与えたときには筋肉がしっかりとロックするという点を理解しておけばじゅうぶんです。

　例えば、律動法・半身症候鍼灸法で最もよく使われている「脊椎チャレンジ」という方法では、個々の椎骨（背骨を構成する個々の骨）がどのように変位して（歪んで）いるのかを知ることができます。右へ回旋しているなら、その骨に右回旋の負荷を加えてから筋肉反射テストを行うと筋肉のロックが外れ、その逆に、左回旋の負荷を加えてから筋肉反射テストを行うと筋肉はしっかりとロックするのです。

　これは回旋だけの話ですが、前後左右の傾きや平行移動などを脊椎チャレンジによって個々に検査することで、どんなに複雑な歪みであっても、筋肉反射テストによって正確にとらえることができます。

◆チャレンジのさまざまな方法

　チャレンジにはさまざまな種類があり、通常の検査では決して分からない「病の真因」を克明に描き出してくれるという点で計り知れないほどのメリットがあります。チャレンジの種類を大まかに分類してみると次のようになります。

①構造的チャレンジ
　脊椎チャレンジのこと。
②化学的チャレンジ
　食品や薬品などによるチャレンジ。食品・薬品に患者の手を接触させて筋肉反射テストを行ったときに、それが患者にとって有害であれば筋肉のロックは外れる。
③物理的チャレンジ
　冷・熱刺激、皮膚の擦過（さする）、手を叩く音などの物理的刺激によるチャレンジ。足に冷えがある場合、足へ冷たい風を当てると筋肉のロックが外れる。
④感情的チャレンジ
　精神的ストレスやトラウマになっていることを思い出させることによるチャレンジ。特定の状況を思い出させたときに筋肉のロックが外れたなら、そのことがストレスになっていると判断できる。
⑤そのほかのチャレンジ
　そのほか、体に適さないもの、避けるべきものを患者に接触させたり（間接的な接触でもよい）、実際に行わせたりすることによるチャレンジ。特定の運動や体操、杉花粉、細菌・ウイルスのプレパラートなど。杉花粉症がある場合、小瓶に密閉した杉花粉を鼻の近くにもっていって筋肉反射テストを行うと筋肉のロックが外れる。

　これらのチャレンジと筋肉反射テストをうまく組み合わせると、どんな問題が起きているのか分かるだけではなく、健康の回復・維持のために何が良くて何が良くないのかということを的確に知ることができます。

原因と結果の連なりを解きほぐす

◆最終メジャーは全身を調整する治療ポイント

　律動法・半身症候鍼灸法の治療で全身を精緻に検査する理由の1つとして、「治療者の観察が行きわたった部分すべてに治療による変化が起きる」という現象を説明しました（52ページ）。

　ただし、通常の検査で発見される異常の中には、原因として起きているものと結果として起きているものが混在しているので、精度の高い診断と治療を行うには、その点についても正確に見極める必要があります。

　カイロプラクティックでは原因となっている骨格の歪みを「メジャー」、その結果として起きている歪みを「マイナー」と呼んでいます。しかし、実際の治療では、メジャーとしての歪みがさらに別の歪みの結果（マイナー）として起きているのです。そこで、律動法・半身症候鍼灸法では、そのような原因と結果の連なりを筋肉反射テストでたどってメジャーを追求していきます。その過程で最終的に到達する「最終メジャー」が全身を調整する治療箇所となりえるのです。

　律動法の場合、最終メジャーは腰椎5番となり、半身症候鍼灸法では脳戸か左右どちらかの天柱、あるいはそのうち2ヵ所のツボの組み合わせが最終メジャーとなります。

　最終的なメジャーがそれらの箇所に限られるということに疑問を持つ方もいると思いますが、人体は全体的・有機的な存在であり、すべての組織につながりがあるということを考えてみてください。その観点から、全身のすべての組織を正常化させるポイントをわたしが歳月をかけて発見し、実際の治療の場で検証してきたのがこれらの最終メジャーなのです。

◆2点ＴＬによって「治る経路」を確認する

　最終メジャーが明白であるとはいえ、そこへ至る検査をおろそかにしてはいけません。律動法・半身症候鍼灸法ではメジャーへ至る検査の過程を重視しており、そのための手段として「2点ＴＬ（Two-point Therapy Localization）」というアプライドキネシオロジーの技法を用いています。

　そのような検査によって、「原因としての異常」と「結果としての異常」との因果関係のすべての部分へと治療者の観察が行きわたったときに、最終メジャーへの治療が最大の効果を発揮するのです。これは、ドミノ倒しの経路を慎重に設定することに似ているかもしれません。

　なお、治療後には最終メジャーへ至った順番を逆にたどり、症状のあった箇所に至るまですべての異常が解消されたことを確認する必要があります。このような確認を怠ることなく、常に100パーセントの結果を求めることはすべての治療者が果たすべき責任だといえます。

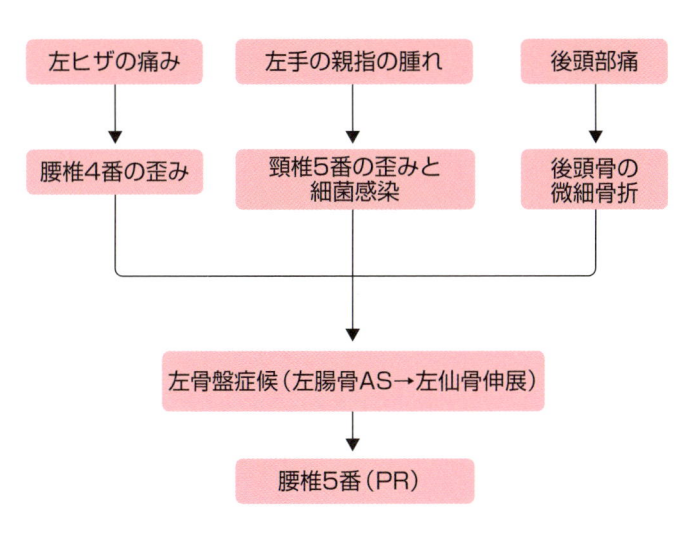

```
  左ヒザの痛み      左手の親指の腫れ        後頭部痛
      ↓                 ↓                   ↓
  腰椎4番の歪み    頸椎5番の歪みと        後頭骨の
                    細菌感染              微細骨折
      │                 │                   │
      └─────────────────┼───────────────────┘
                        ↓
           左骨盤症候（左腸骨AS→左仙骨伸展）
                        ↓
                  腰椎5番（PR）
```

最終メジャーへ到達する経路の一例

2点ＴＬで問題の根を探る

◆2点ＴＬの考え方

　2点ＴＬは、メジャー（原因）とマイナー（結果）との因果関係を明らかにする方法です。例として、異常箇所Ａが異常箇所Ｂのメジャーとなっている場合を考えてみましょう。

　まず、ＡにＴＬして筋反射テストを行います。すると、Ａは異常箇所なので筋肉のロックが外れるはずです。Ｂに対して同様の検査を行っても同じです。これは通常のＴＬによる検査です。

　次に、ＢにＴＬしてから、そのＴＬの有効時間（約25秒）内に、ＡへＴＬして筋肉反射テストを行います。すると、今度はロックが外れることはなく筋肉は正常なままです。これは、「ＡはＢの状態を変化させることができる」という因果関係の存在を意味しており、言い換えれば、「ＡはＢのメジャーである」ということになります。

　この場合、Ａ→Ｂの順にＴＬしてから筋肉反射テストを行うと、筋肉のロックは外れたままです。これは、「ＢはＡへ変化を及ぼすことができない」ということを意味しており、「ＢはＡのメジャーではない」ということになるのです。

　実際の治療では、神経の走行や背骨の歪みのパターンなどをある程度参考にしてメジャーについて目星をつけておき、正確な位置については2点ＴＬで確認を取っていきます。そのため、医学的な知識や骨格の歪み方についての一定の知識が要求されることになります。

　症状箇所から最終メジャーに到達することは最初のうちは骨の折れる作業となりますが、習熟してくると、特別な難病でもないかぎりは5〜7分ほどで検査できるようになってくるでしょう。

◆チャレンジを組み合わせた２点ＴＬ

　この２点ＴＬにチャレンジを加えた方法もあります。椎骨Ａの歪みが椎骨Ｂのメジャーである場合を考えてみましょう。
　椎骨Ｂを歪んでいる方向へ軽く押して（構造的チャレンジ）から筋肉反射テストを行うと、筋肉のロックが外れることが分かります。同様にして椎骨Ａについても歪んでいる方向を確かめておきます。
　次に、椎骨Ｂを歪みへの方向へ押してから、そのチャレンジの有効時間（約25秒）内に、椎骨Ａを歪みの逆方向（矯正方向）へ押してから筋肉反射テストを行うと、今度は筋肉がロックしていることを確認できます。これは、「椎骨Ａをその方向へ矯正することで椎骨Ｂを正常にできる」ということを意味しているのです。
　この逆に、椎骨Ａを歪みの方向へ押してから、椎骨Ｂを矯正方向へ押して筋肉反射テストを行うと、このときには筋肉のロックが外れたままであることを確認できます。これは、「椎骨Ｂをその方向へ矯正しても椎骨Ａは正常にならない」、すなわち「椎骨Ｂは椎骨Ａのメジャーではない」ということを意味しています。
　この方法によって、メジャーだけでなく、その治療の方法をも的確に把握できます。

◆２点ＴＬの方法

【２点ＴＬの方法】
①症状のある箇所とその原因と思われる箇所を個々にＴＬして筋肉反射テストを行い、それぞれで筋肉のロックが外れることを確認する。
②症状箇所にＴＬして25秒以内に、原因と思われる箇所にＴＬして筋肉反射テストを行う。
③筋肉のロックが確認できた場合、そこはまぎれもなく原因箇所（メジャー）である。ロックが外れたままであれば、原因箇所をほかに求める。

筋肉反射テストで見えてくる病の真因

◆治りにくい腰痛の真因は微細骨折と脊髄腫瘍

　従来の治療法では、腰痛や五十肩といった疾患を単に筋肉や骨格の問題としてとらえています。しかし、律動法・半身症候鍼灸法では、それらの疾患の中でも治りにくいものについては感染や微細骨折（マイクロフラクチャー）の可能性を疑い、ＴＬや２点ＴＬを使った筋肉反射テストによって、表面的な症状の裏に隠れた病の真因をあぶりだします。

　この治療法でいう微細骨折とはレントゲンばかりかＭＲＩでも読み取れない離開が小さな骨折を指しています。レントゲンなどに映らないため、整形外科病院でも見逃されているのです。その周辺には筋肉のコリができて痛みやシビレの原因となりますが、骨折の補強現象であるそのコリをほぐしたとしても微細骨折が治ることはありません。

　また、筋肉反射テストによって、病院の検査では確認できないほど微細な脊髄腫瘍が見つかることもよくあります。治りにくい腰痛の場合、脊髄の髄膜のあたりに結核菌による良性腫瘍ができているケースがかなり多いのです。

　腰痛を扱う治療法の多くは、筋肉のコリや骨の歪みだけを問題にしていますが、あらゆる医療機関でさじを投げられてしまったような難治性腰痛の多くが、微細骨折や脊髄腫瘍といった原因を抱えているのです。

◆さまざまな病気の背景に感染がある

　微細骨折や脊髄腫瘍以上に多岐にわたる問題を引き起こすのが、ウイルスや細菌といった病原体の全身性感染症です。

　病院では、体内の感染の状況を知るために血液検査を行いますが、それでは主に血液中に存在する病原体しか検出されないので、筋肉、内臓、

感覚器官といった各箇所で感染が起きていても、そのすべてを知ることは不可能です。また、血液から病原体が検出されたとしても、体のどの箇所にどのような形で感染しているのかを知ることはできません。

ところが、筋肉反射テストを用いると、症状や病気の原因となっている感染箇所と病原体の種類が明確に分かるのです。これまでのわたしの臨床データでは、現代医学で明らかにされている以上に、ウイルスや細菌がさまざまな病気に関与していることが判明しています。

微細骨折や感染が確認された場合でも、治療は常に最終メジャーへ施されます。つまり、律動法であれば腰椎5番、半身症候鍼灸法であれば左右の天柱か脳戸、いずれか1〜2つのツボの組み合わせが治療箇所となり、卓絶した効果を上げることができます。

なお、治療後の筋肉反射テストによる確認では、微細骨折や感染が確認されたすべての箇所が正常化したことを確認できます。これは微細骨折や感染が、その時点での回復力に対して最大限に解消されたということを意味しています。

感染と症状の関係の一例	
ぜんそく	結核菌・カンジダ菌・白癬菌等
アトピー性皮膚炎	カンジダ菌・白癬菌・淋菌等
難治性腰痛	腰髄・髄膜の結核菌による良性腫瘍等
メニエル氏病	内耳神経の結核菌・カンジダ菌感染等
難聴・極度の頭痛	風疹ウイルス・白癬菌・ＭＲＳＡ等
腸の疾患	結核菌・ピロリ菌・腸チフス菌・赤痢菌等
子宮筋腫・卵巣膿腫	結核菌・カンジダ菌等
リウマチ様関節炎	ヒト口腔内連鎖球菌・ＭＲＳＡ
がん	結核菌による良性腫瘍であることが少なくない

心の病の正体は感染と頭部打撲

◆幼少期のケガが中年以降の脳疾患の原因に

　律動法・半身症候鍼灸法は脳・脊髄の調整を重視する治療法なので、脳疾患や精神疾患に対しては最大の効果を上げることができます。その場合でも、体の治療と同様に筋肉反射テストによって症状の直接的な原因を探り、最終メジャーへ到達する経路をきちんと特定することが重要です。

　経験上、精神疾患の患者には例外なく、脳の萎縮、膨張、浮腫、位置異常などの形態的な異常が見られます。例えば、うつ病の場合は脳脊髄液の循環と静脈の還流が停滞ぎみで脳がむくみ、内圧が高まった結果、神経障害を起こしてしまっています。一方、統合失調症やヒステリー症状の多くは、脳が内側へ圧迫されて神経障害を起こしています。このように、精神疾患は脳の形態的な異常と直接的に関係し、脳はさらに各頭蓋骨とも相関していることから、骨相学を解釈することもできます。

　そのような脳の異常を生じる原因として、律動法・半身症候鍼灸法で最も重視しているのが感染と頭部の打撲です。

　このうち感染については胎内で母親から感染するケースが多く、特に風疹ウイルスは統合失調症や神経症、テンカンなどの原因として筋肉反射テストで多く検出される病原体です。また、幼少時の転倒によって頭蓋骨に負った微細骨折とその内部の脳組織の血行障害も、後の精神疾患の原因になることがあります。このような脳の感染や頭部の微細骨折・脳の血行障害まで、律動法と半身症候鍼灸法なら確実な治療が可能です。

　これらの問題は、精神疾患や頭痛を引き起こさない場合でも、ほとんど中年期以降の脳血管障害の原因になっていると言ってよいでしょう。健康なまま年を重ねていくには早期の発見と治療が必要とされます。

　脳に異常が起きる原因として、両親からの体質遺伝のほか、薬品や食

品添加物、電磁波、放射線といった外部環境からの影響も無視できない問題です。

　外部環境からの悪影響については、それが脳・脊髄を萎縮あるいは弛緩させることがわたしの透視診断によって明らかになっていること、および、薬品や添加物が脳組織、肝臓、腎臓、肺等に残留することなどから、疾患との直接的な関連性がじゅうぶんに考えられます。

◆脳のダメージがトラウマに弱い心を作り出す

　精神疾患というと、一般的にはトラウマ（心理的な傷）が問題にされることが多いようですが、そのような心の傷を負ってしまう背景には、脳の感染や頭部打撲といった身体的な問題があるはずです。逆に言えば、すでに脳がダメージを受けているからこそ、心の傷を負いやすいのです。

　律動法や半身症候鍼灸法で精神疾患の患者の治療を進めていくと、脳が治ってくる過程で、症状に関連するトラウマ的な出来事を本人がはっきりと思い出すようになります。そして、さらに脳の治療が進むと、過去に体験したことのつらさを忘れて、「なぜあれほど悩んでいたのか」という感覚に変わってくるのです。

　ちなみに、このような現象は体の症状の場合でも起こります。何度か治療を受けて脳が回復してくるにつれて、現在の症状の直接的な原因となった過去のケガ――例えば「小学生のときに鉄棒から落ちて背中を打った」というような出来事を鮮やかに思い出すのです。

　また、過去の記憶がよみがえる代わりに、過去の症状を追体験するようなケースも見られます。これは、現在表れている症状が改善したことで、その土台となっていた過去の症状が浮上してきたということであり、決して悪化しているわけではありません。

　このように、幾重にも重なった原因と結果の絡み合いが丁寧に解かれていかなければ、人は根底から健康を取り戻すことはできないのです。

首の問題は全身へ影響する

◆頸椎症候の検査の重要性

　律動法・半身症候鍼灸法の治療では、必ず初診で「頸椎症候」の検査を行っています。頸椎症候とは頸椎のねじれのことで、すべての人は首をまっすぐに保っているつもりでも微細な捻転が起きていて、それが脳からの神経伝達を根源的に妨げているのです。

　脳から出てきた脊髄神経はまず頸椎を通るため、その部分で捻転が起きていると全身に影響が及びます。つまり、最初に首が治らないことには腰も脚も正しく治癒しないのです。そこで、頸椎症候の検査では、腕や脚の筋肉反射テストによってその捻転の状態を調べます。

　なお、カイロプラクティックのトムソンテクニックという方法では、患者の脚の長さの変化によってこの頸椎症候を検査しています。例えば、うつ伏せになった患者の脚の長さを内くるぶしのところで比較して、調べます。患者の頭を右に向かせて（頸椎を右に回旋させる）脚の長さが揃ったとき、これが「右頸椎症候」という状態です。

　脚の長さが違うという異常な状態が、頸椎を右に回旋させることで整ったので、この患者はもともと頸椎が左に捻転していたということになります。そして、その捻転を正す方向へ頸椎を回旋させたことで、骨盤へ延びている神経が正常な働きを取り戻し、両足のくるぶしの位置が揃ったのです。

　同じ検査を筋肉反射テストで行う場合は、頸椎を左に回旋させたときに筋肉のロックが外れ、右に回旋させたときに筋肉がロックする場合が「右頸椎症候」、その逆に、頸椎を右に回旋させたときに筋肉のロックが外れ、左に回旋させたときに筋肉がロックする場合が「左頸椎症候」となります。「右頸椎症候」は頸椎が左に捻転している状態、「左頸椎症候」は頸椎が右に捻転している状態であることに注意してください。

通常、頸椎症候を検査するときには、患者に分かりやすいように三角筋テストを用いており、腰や脚にも影響が及ぶということを理解してもらうために腸腰筋群を用いた筋肉反射テストも行っています。
　すべての検査が終わった後、律動法か半身症候鍼灸法によって治療を行うと、ほかの異常箇所と一緒にこの頸椎症候も正常化しています。つまり、右を向いても左を向いても、あるいは前を向いたままでも腕と脚の筋力は一切落ちなくなってしまうのです。これは、全身に影響が及ぶ頸椎のねじれが解消されてしまったということを意味しています。
　日常的な言い回しで「そこがネック（首）だよ」「そうなったらもう首だね」と頸椎の重要性を感覚的にとらえていることからも、この箇所の重要性を理解できると思います。

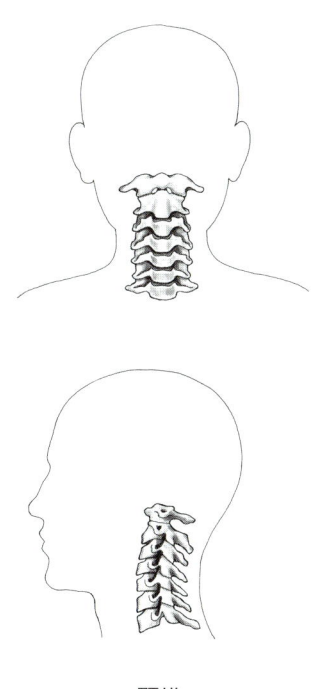

頸椎

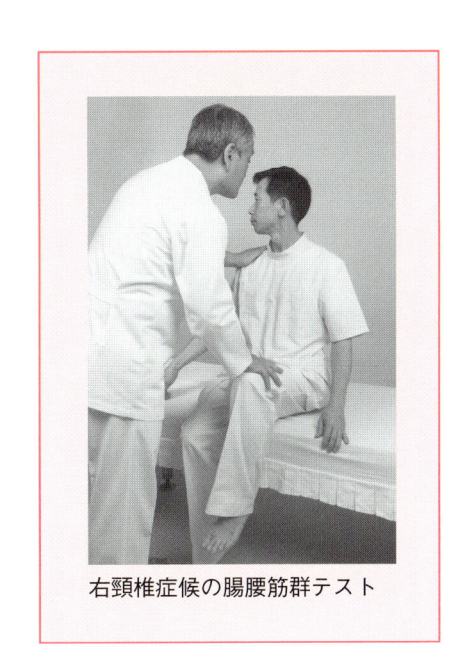

右頸椎症候の腸腰筋群テスト

背骨の基本的な検査

◆背骨の状態をおおまかにとらえる

　律動法・半身症候鍼灸法では、初診時と2回目の治療時にすべての患者に対して、筋肉反射テストによる背骨の基本的な検査を行っています。

　40ページで述べたように、背骨の中には脳から出てきた脊髄が通っており、それが枝分かれしながら背骨を構成する個々の椎骨と椎骨の間から出て全身の各部へと延びています。そのため、ある椎骨がなんらかの異常をきたすと、そこから出ている神経の通るルートでさまざまな問題が生じてくるのです。

　そこで、この検査では背骨の全体的な状態を代表して、「脊椎診断点」と呼ばれる6ヵ所のポイントを1つずつTLし、TRテストで異常を検出していきます。筋肉のロックが外れた場合、そのときTLしていたポイントの周辺の椎骨になんらかの異常があるということになりますが、この検査では「異常がある」という事実の確認だけにとどめ、患者が訴える症状との関連がありそうなら追って詳細な検査を行います。

　なお、この検査ではセンサーとして鉱石を用いることも多く、その場合、TLの負荷を一定に保つメリットがあります。

◆脊椎診断点の検査の方法

【脊椎診断点の検査】
①患者の脊椎診断点に下から順にTLして、その個々についてTRテストを行う。
②筋肉のロックが外れた箇所をカルテに記録しておく。これは、その周辺の椎骨になんらかの異常があるということを意味する。
③治療後に異常が検出された箇所をTLしてTRテストを行い、筋肉が

ロックしていることを確認する。これは治療前に検出された椎骨の異常が解消されたということを意味する。

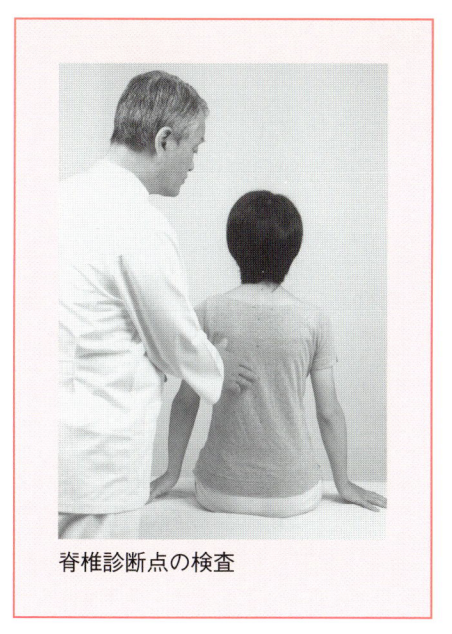

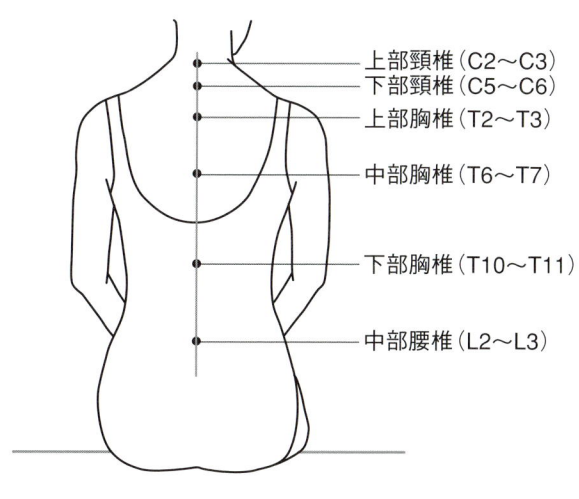

脊椎診断点の検査

- 上部頸椎(C2〜C3)
- 下部頸椎(C5〜C6)
- 上部胸椎(T2〜T3)
- 中部胸椎(T6〜T7)
- 下部胸椎(T10〜T11)
- 中部腰椎(L2〜L3)

脊椎診断点

頭部・内臓の基本的な検査

◆頭部・内臓の異常を的確にとらえる

　これは背骨の検査と同様に、異常の有無を検出していく検査です。個々の異常の性質については、症状との関連性から詳細に検査することになります。
　この検査では、各ポイントをＴＬしてＴＲテストを行いますが、耳や目など敏感な感覚器官については直接触れるのではなく、各箇所から数センチ離れたところに手かセンサーをかざした形でのＴＬを行います。

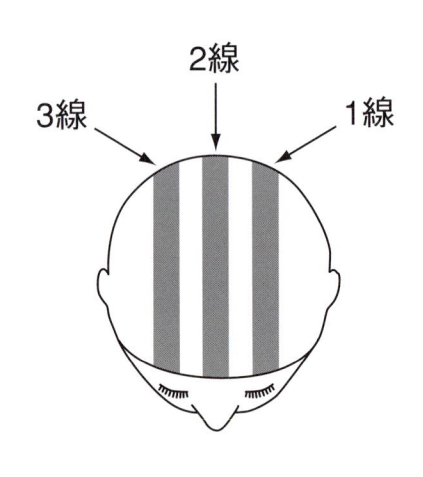

頭部診断点３線

【頭部診断点3線の検査】
①１線（左頭部線）を擦過し（さすり）、直後にＴＲテストを行う。
②同様に、２線（頭部正中線）、３線（右頭部線）について、それぞれＴＲテストを行う。
③筋肉のロックが外れた場合、その周辺の脳と周辺組織の問題を示している。脳では主に大脳皮質層が対象となる。

【顔面診断点の検査】
①耳（左右）、目（左右）、鼻それぞれを個々にＴＬして、ＴＲテストを行う。鼻のＴＬの位置は鼻の付け根のあたりとなる。

【体幹・内臓診断点の検査】
①図に挙げたポイントを個々にＴＬしてＴＲテストを行う。肺の場合は、肺のあたりを上から下へ擦過し、小腸や大腸は腸の走行に沿って擦過する。
②腰については腰部3線を個々に上から下へ擦過してから、ＴＲテストを行う。

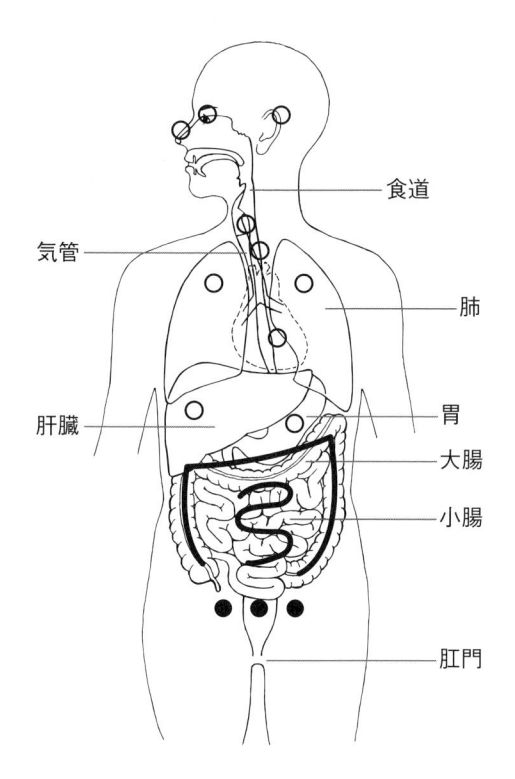

顔面診断点と体幹・内臓診断点

そのほかの検査について

◆そのほかの箇所の検査

　116〜119ページの基本的な検査のほかに、症状箇所や症状に直接関連する箇所についても検査を行います。ここで、そのいくつかを紹介しておきましょう。

【腕や脚の筋肉の問題の検査】
①症状を訴えている腕や脚の表面を、付け根から末端へ向けて軽く触れる程度に擦過し（さすり）、ＴＲテストを行う。筋肉のロックが外れるようなら、その腕や脚の筋肉になんらかの異常が生じている。

【坐骨神経の検査】
①梨状筋にＴＬしてＴＲテストを行う。筋肉のロックが外れるようであれば、坐骨神経に異常があると考えられる。
②脚の後ろ側を坐骨神経の走行に沿って、上から下へ軽く擦過してから筋肉反射テストを行う。筋肉のロックが外れた場合、坐骨神経に異常があることが分かる。

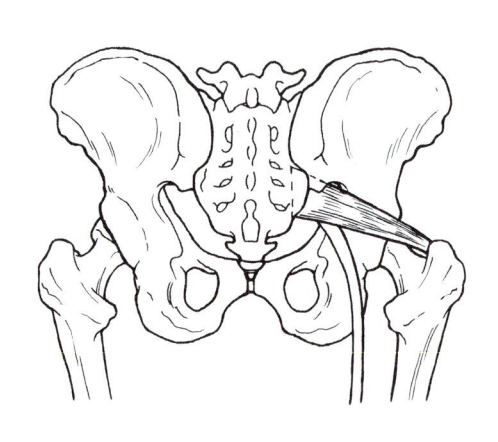

梨状筋と坐骨神経

【肩関節の検査】
①肩関節にＴＬしてＴＲテストを行う。筋肉のロックが外れるようであれば、肩関節になんらかの異常が生じている。
②さらに、実際に肩を動かしてもらって、スムーズに動く範囲をカルテに記録しておき、治療の前後で比較する。

◆体の働きについての検査

　症状に応じてチャレンジの方法を工夫することで、患部の状況をより正確に知ることができます。

【静脈・動脈の血流の問題の検査】
①静脈の検査の場合、手足の付け根から末端へ向けて治療者の手で軽く圧迫しながらさすり、ＴＲテストを行う。これは静脈の流れに抵抗する形でのチャレンジとなる。筋肉のロックが外れるようであれば、静脈の血流に問題がある。
②動脈の検査では、逆の方向にさすってＴＲテストを行う。

【冷え・発熱の検査】
①ドライヤーの送風を、冷えやすい下半身へ当ててからＴＲテストを行う。筋肉のロックが外れるようであれば冷えがある。
②ドライヤーの温風を、火照りやすい上半身へ当ててからＴＲテストを行う。筋肉のロックが外れるようであれば発熱がある。

【精神的ストレスの検査】
①ストレスになっている特定の状況や相手をイメージしてからＴＲテストを行う。筋肉のロックが外れるようであれば、その状況がストレスとなっていることを確認できる。このとき脳は萎縮変化が生じている。

起きている症状の原因を探る

◆2点ＴＬで症状と原因の関係をつきとめる

　椎間板ヘルニアなど、症状箇所と原因箇所が離れている場合でも、２点ＴＬを使ったＴＲテストで、症状の原因をたどることができます。

　通常、整骨院や鍼灸院、あるいはカイロプラクティック院などで椎間板ヘルニアの有無を確認する場合、ストレートレッグライズテスト、ラセーグテスト、ブラッガードテストといった整形外科的テストによって判断していますが、ＴＲテストを用いると、それらの方法で発見できない軽度のヘルニアについても、その原因箇所を的確に検出できます。

【椎間板ヘルニアの診断】
①脚の皮膚節テスト

　各腰椎から皮膚にまで延びている末梢神経には、それぞれに受け持ち範囲があり、その区分を皮膚節（デルマトーム）と呼んでいる。そこで、ここではまず、患者の訴えを参考にして各皮膚節にＴＬしてＴＲテストを行い、問題を起こしている椎骨・椎間板を推定する。

　例えば、右脚のＬ５（第５腰髄）の皮膚節で筋肉のロックが外れた場合、腰椎４番または５番の異常を疑う。

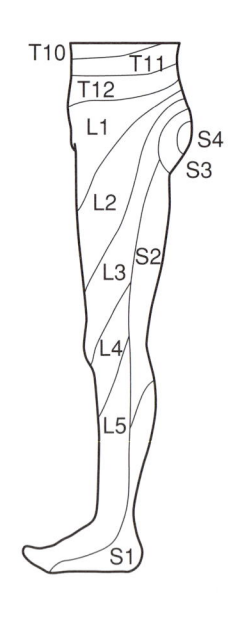

脚の皮膚節

②椎間孔高位テスト

　脊髄神経から分岐した末梢神経は椎骨と椎骨との間の椎間孔という箇所から出てくる。このテストは、2点ＴＬによって障害を起こしている神経が出ている椎間孔を特定するものである。

　①で確認した問題のある皮膚節にＴＬしてすぐに、その皮膚節と対応する椎間孔へＴＬしてＴＲテストを行う。その椎間孔から出ている神経に問題が起きている場合、筋肉のロックが確認される。

　右足のＬ5の皮膚節に異常がある場合、腰椎5番と仙骨の間の椎間孔を調べることになる。

③椎間板高位テスト

　2点ＴＬによってヘルニアが起きている位置（中心・右・左）を正確に知るためのテスト。

　問題のある皮膚節にＴＬしてすぐに、その皮膚節と対応する椎骨のすぐ上にある椎間板にＴＬしてＴＲテストを行う。中心・右・左をそれぞれテストし、筋肉のロックが確認できた位置がヘルニアを起こしている箇所ということになる。

　右脚のＬ5の皮膚節に異常がある場合、腰椎4番の椎間板の中心・右・左を調べる。

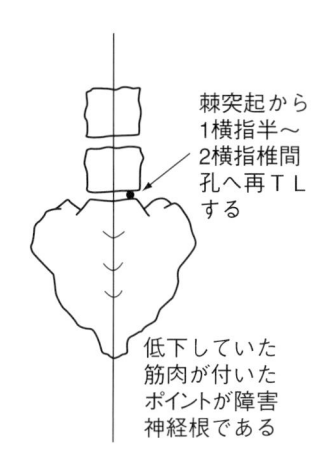

棘突起から1横指半〜2横指椎間孔へ再ＴＬする

低下していた筋肉が付いたポイントが障害神経根である

椎間孔の位置

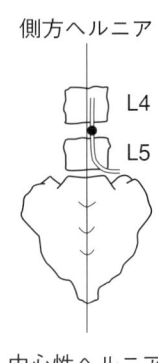

側方ヘルニア

L4
L5

中心性ヘルニア

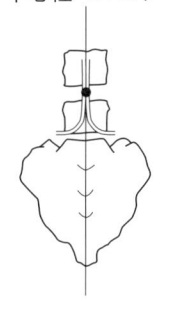

椎間板ヘルニアの位置

細菌・ウイルス感染の有無を探る

◆共鳴現象を利用して検査を行う

　68ページで、さまざまな病気において細菌・ウイルスの感染が原因になっていると述べました。西洋医学でいう感染症以外にも、アレルギー性疾患や精神疾患など多種多様な疾患に感染がかかわっていますが、どの箇所にどのような病原体が感染しているのかについては、筋肉反射テストを用いることなしに知ることはできません。

　細菌・ウイルス感染の検査に用いるのが、それらの病原体のプレパラート標本や顕微鏡写真です。

　言うまでもなく病原体は人体にとって有害なものなので、正常な人であれば、それらのプレパラートや写真に触れたときに筋肉のロックは外れます。ところが、特定の病原体に侵されている箇所をＴＬした状態で、患者の手をその病原体のプレパラートや写真に触れさせると、同物質間の一種の共鳴現象によって筋肉はロックした状態になるのです。

　律動法・半身症候鍼灸法では、この現象を利用して問題箇所における感染の有無と病原体の種類を確認していきます。ただし、これはあくまでも最高の治療効果を求めるために行われるのであり、病名の確定など病院における診断の範疇に踏み込むものではありません。

◆感染の検査

【細菌・ウイルス感染の検査】
①患部、もしくは感染が疑われる箇所にＴＬしてからＴＲテストを行う。異常があれば筋肉のロックが外れることを確認できる。
②特定の病原体のプレパラート標本か顕微鏡写真に患者の手を触れさせ、さきほどと同じ箇所にＴＬして筋肉反射テストを行う。検査箇所が

その病原体に感染していれば、筋肉がロックしたことを確認できる。
＊同様の手順で、がん組織のプレパラート標本・顕微鏡写真、杏仁（あんずの種）を用いて同様の検査を行うと、がん組織の有無を調べることもできる。

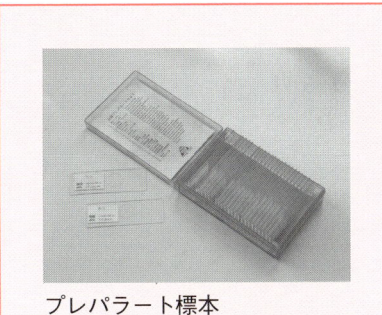

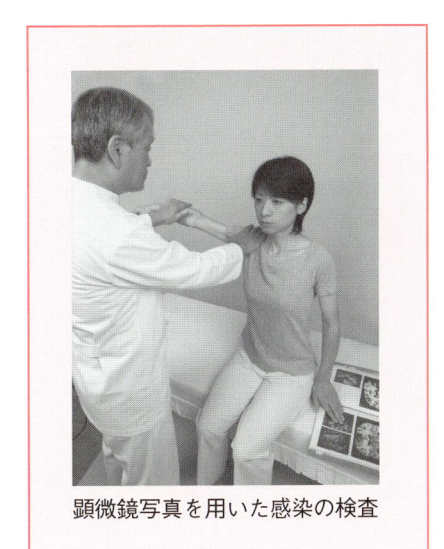

プレパラート標本

顕微鏡写真を用いた感染の検査

プレパラート標本を用いた感染の検査

微細骨折の検査法

◆正確無比な骨折の検査法

　レントゲンで読影できない微細骨折でも、筋肉反射テストによって容易に発見できます。この検査法は外傷による骨折だけでなく、骨の腫瘍、骨粗しょう症による圧迫骨折の検査も行えます。

【音叉法】
①患者の訴えから微細骨折が疑われる箇所を推定し、そこにＴＬして筋肉反射テストを行う。その箇所になんらかの異常があれば筋肉のロックは外れる。
②音叉に振動を与えて柄の部分を異常箇所に当ててＴＲテストを行う。その箇所に骨折があれば、音叉の振動が骨の亀裂、および、骨の損傷部に共鳴して筋肉のロックが外れる。年数をさほど経ていない骨折の場合は、音叉を当てることで痛みが生じることもある。

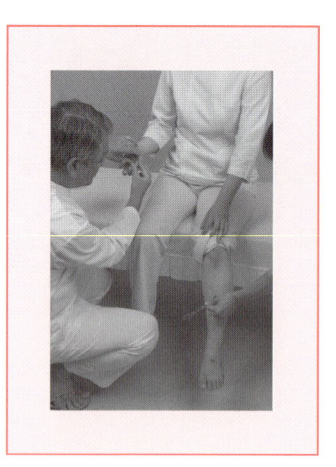

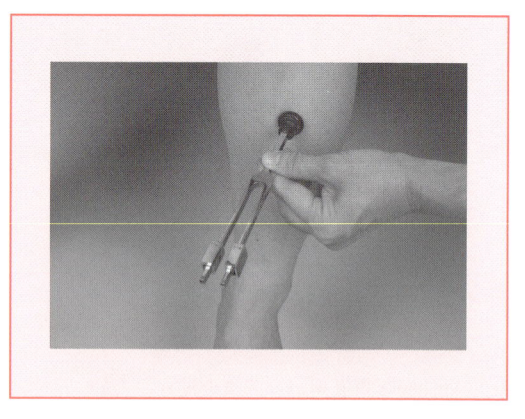

音叉法の実際

【触診操作法】
①微細骨折が疑われる箇所を推定し、そこに深部を意識したＴＬをしてＴＲテストを行う。その箇所に異常があれば、筋肉のロックは外れる。
②骨折部に軽くぴたっと治療者（検者）の両手を当て、その微細な圧を深部へ到達させるようにして微細な揺動（ゆらし）を加えると、骨折がある場合にわずかな動きが見られる。
③さらに確認のため、治療者の両手で骨折部を引き離すように圧を加え、ＴＲテストを行う。その箇所に骨折があれば筋肉のロックは外れる。

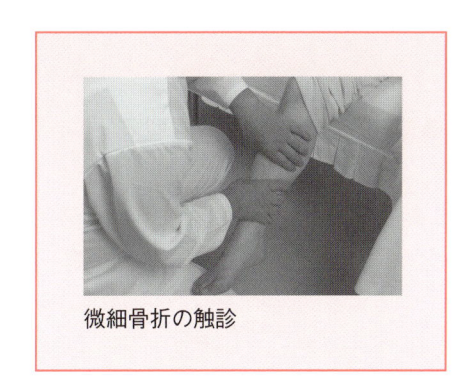

微細骨折の触診

◆微細骨折の検査の重要性

　触診操作法では、骨折してから数１０年経ったものであっても、その骨の微妙な動きを、治療者だけでなく患者自身もその動きを感じとることができます。

　整形外科での治療はギプス固定だけですから、このような微細骨折を治癒させることはできませんが、律動法・半身症候鍼灸法の治療では、即座にＴＲテストにおける異常反応が消失し、初回の治療から画期的な効果が得られます。さらに、毎回の治療でその損傷は確実に修復されていくのです。

　微細骨折は、筋肉のコリやシビレ、繰り返して起こる捻挫などの原因となるほか、頭蓋骨にある場合は、その内部の脳組織の損傷をともなって慢性的精神疾患の原因にもなります。そこで、微細骨折を正確に検査して確実に治療することはとても重要です。治りにくい病気の背景には、必ず言っていいほど、この微細骨折あるいは感染症の問題があるのです。

電磁波の悪影響を調べる

◆電磁波は脳を疲労させる

　パソコンや携帯電話、テレビやエアコン、電子レンジといった電化製品から発する電磁波が一部で問題視されていますが、人体への有害性については、心臓ペースメーカへの影響を除いて、ほとんど問題にならないレベルであるというのが電気関係の専門家の見解です。

　しかし、実際には電磁波の有害性について、ほとんどの人が実感しているのではないでしょうか。パソコンの使用によって疲労感や目の疲れを覚えたり、携帯電話の通話後、吐き気や動悸、耳や頭が発熱したり痛みを感じたりした経験はだれにでもあるはずです。これは脳に萎縮やむくみが生じて血行障害を起こし、自律神経やホルモン系にも失調が起きた結果です。

　最近では、プライベートな話を携帯電話でがなり立てている人も少なくありませんが、これは「マナーがなっていない」というだけの話ではありません。わたしが見たところ、こういった人の多くは携帯電話の電磁波による一時的な脳の萎縮によって不安感を覚えているために、大声を上げて自分の存在を確認し、周囲の人々とのかかわりを保とうとしているのです。さらに恐いのはこれらの症状さえ、電磁波障害の中毒化から感覚がマヒしつつあることです。

　電磁波が人体に及ぼす悪影響は、通常の科学や医学的計測では容易にとらえられない微細なものですが、人体は確実に有害性を感じ取って異変を起こしています。わたしの透視診断では、電化製品の電源を入れた瞬間に、脳の萎縮と血行障害、そして、脳組織が硬化する様子が確認されるのです。

　電磁波と病気の因果関係については多くの報告がありますが、単に個人の問題ばかりでなく、社会的な異常行動の多くに関係しているといえ

ます。

◆電磁波の悪影響の検査と浄気

　わたしの治療室では、通常の治療のほかに電化製品の電磁波の浄気も行っています。これは電磁波の有害性を取り除くもので、浄気後は電磁波を浴びた影響による異常な疲労や、目の疲れ、頭痛といった症状がほとんど起こらなくなります。さらに、パソコンやテレビなどでは、画面の色彩が鮮明に、より美しくなったことを実感できるのです。
　ただし、電子レンジや携帯電話など非常に強い電磁波を発するものについては、その悪影響を完璧に除くことができません。

【電磁波の悪影響の検査】

　パソコン画面や携帯電話など人体に有害な電磁波を発する電化製品に、患者（被験者）の手をかざした状態でＴＲテストを行う。筋肉のロックが外れることで電磁波の悪影響を確認できる。
　他にも呼吸が浅くなる。こぶしを握ったとき力が入らないなどがある。

　一般に市販されている各種の電磁波防御グッズを用いた状態で同様の検査を行うと、そのほとんどが、脳・脊髄への悪影響を防ぐという点ではまったく無効だということが分かります。
　それだけでなく、それらの多くのグッズ自体が人体へ有害に働くのでじゅうぶんな注意が必要です。

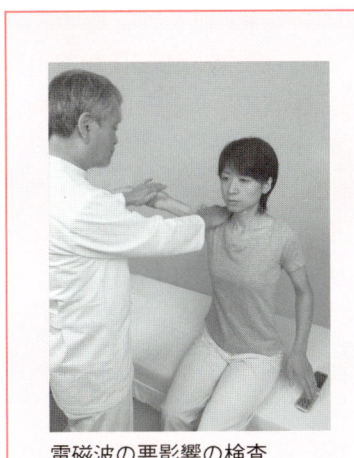

電磁波の悪影響の検査

食品添加物・衣類の悪影響を調べる

◆スーパーの食品に含まれる有害物質

　本来、食品とは人の体を育み滋養してくれるものです。しかし、加工食品などに含まれている合成添加物が食品を有害なものにしています。

　例えば、市販の食パンや菓子といった食品の成分表示には、保存料やpH調整剤、酸化防止剤としてビタミンCやビタミンEが表示されています。「ビタミンだから安全」と思っている人も多いようですが、ＴＲテストで調べると体にとって有害だということが分かります。これらは合成ビタミンなので人体に害になるのです。

　加工食品に多くの合成添加物が用いられていることは多くの人がご存知だと思いますが、スーパーなどで並べられている生鮮食品にも多くの有害物質が含まれます。野菜やフルーツの農薬、刺身類の鮮度保持剤や発色剤、そして、魚の干物の多くに使用されている酸化防止剤や牛肉に残留している農薬・抗生剤など、ほとんどの食材に有害物質が含まれているのです。中でも、最も多用されているのが化学調味料です。

　ある食品に有害物質が含まれているかどうかを調べるには、その食品を被験者の手に持たせて（紙・ガラスの包装であればその上からで可）、ＴＲテストを行います。そのとき、筋肉のロックが外れたなら、その食品には有害な物質が含まれているのです。

　体の変化をよく観察すれば、ＴＲテストをしなくても、その食品が有害かそうでないかを知ることができます。有害物質は脳・脊髄の働きや気の流れを乱すので、体は警告として即座に異常な反応を示してくれるからです。

【有害なものを食べた場合の体の反応】
・急に眠く、けだるくなる。手足に力が入らない。

・急に口内や口の周辺に小さな腫れ物ができる
・背中・腹部・顔・ヒジなどが急にかゆくなる、湿疹ができる
・深呼吸をしてみると呼吸が浅くなっていることが感じられる

　１週間ほど添加物なしの生活をすると体の感性が鋭くなるので、有害な食品に近づいただけでもこれらいずれかの反応が生じます。おそらく、昔の人は皆がそのようなするどい感性を持ち、自然と正しい食生活を送ることができたはずです。現代人もその感性を退化させず、それを活用して健康を自分で守れるようになりたいものです。

◆着衣のゴムの問題

　わたしたちが普段身につけている衣類にも、人体に悪影響を及ぼすものが数多くあります。その代表的なものがスラックスのウエストや下着、靴下などのゴム類です。人体はその締め付けるわずかな刺激情報を異常状態として認識し、血液循環と神経の働きに影響を与えてうっ血を生じさせるため、結果的に冷え症となってしまうのです。
　そこで、わたしは男性にはクラシックパンツ（越中ふんどし）を勧めています。冷え症が解消するのはもちろん、芸術家やスポーツ選手が着用すると本来の実力を最大に発揮できるのです。女性の場合は下着以外のゴム製品をなるべく避けることが大切です。なお、５本指の靴下も有害なので注意が必要です。
　アクセサリーの害についても触れておきましょう。金属ベルトの腕時計やピアスなどはすべて正常な神経の働きを乱すものであり、筋肉反射テストでもそれを確認できます。装着していると呼吸が浅くなるので自分でも確認してみましょう。ただし、スチールなどの金属については、首や腕、ウエストなどに巻かなければ問題ありません。

新築家屋の悪影響について

◆建築は自然の気の調和を破壊する

　「家を新築すると家族のだれかが病気になる」と昔からよく言われてきましたが、事実、偶然では片付けられないほどの高い確率でそのようなことが起きています。

　実は、その背景には新築家屋における「気の混乱」という現象があるのです。

　人の手が入っていない自然なままの土地の気は完璧な調和を持って存在していますが、そこへ人の手による整地・建築がなされることで、自然の気は乱されて不調和な状態となります。すると、住人はその乱されたエネルギーの影響を受け、数年間は「なにかリラックスできない感じ」に悩まされてしまうのです。さらに、それが高じて神経症に陥ることや、身体的な病気になる例も少なくはありません。

　それでも長年住んでいるうちに、そこに住む人の気によって建物の気は調和していき、元々の土地の気とも次第になじんでいきます。住む人の実感としても、新築当初は「ただの物体」として感じられた家に、暖かみや生気といったものが感じられるようになってくるのです。

　新築の家と築年数が20年以上経っているような家を比べると、だれもがそのような違いを感じられるでしょう。民家園や歴史的建造物で心が休まる背景にはこうした意味もあったのです。

　このような新築家屋の悪影響についても筋肉反射テストで調べることができます。家の写真に手をかざした被験者を検査すると、気の不調和がある場合には筋肉のロックが外れるのです。

◆不調和な状態が全体に拡散する

　気の混乱ということでは、ありとあらゆる物品について同様のことが言えます。
　例えば、楽器の場合、各部分に異なる種類の木が使われていたり、後から部分を補修したりすると、楽器自体の気が不調和を起こすのです。しかし、その場合でも、手入れをしながら長年使っていくことで、使用者の気によって次第に全体が調和され、良い音色・響きが生じてきます。
　人体の場合、不調和は症状という形にまとめられて表出しますが、物の場合は、不調和なエネルギー状態が全体に拡散するように表れるのが特徴です。

◆人も楽器も治療できる

　128ページで電化製品の浄気について触れましたが、新築家屋や楽器などの物品についても同様の浄気が可能です。
　律動法・半身症候鍼灸法に熟練し、異常な気の状態と正常な気の状態を、高い精度で正確に感じられるようになってくると、人体だけでなく物質の気の状態にも働きかけられるようになってきます。そのため、電化製品、新築家屋、楽器などの浄気を行えるのです。
　浄気による変化はだれにでもはっきりと感じられます。
　家の浄気の場合、外から見たときに家の輪郭が浮かびあがるようにはっきりと見えるようになり、室内では暖かみや生気が感じられ、そこの住人たちもいきいきとした活気を取り戻します。また、シックハウス症候群の原因物質であるホルムアルデヒド等の化学物質の悪影響も軽減させることができます。
　一方、楽器などの浄気を行うと、明らかな音質の向上が見られ、一様に力強く澄んだ音色になるのです。楽器演奏家の技能についても、律動法・半身症候鍼灸法の治療を受けることで飛躍的に向上していきます。

自らの体を知る義務がある

◆自分自身の体を知るということ

　この章では筋肉反射テストによる検査の数々を紹介してきましたが、本来、このような検査・診断を行わずとも、わたしたちの体には、自分の体の状態を常に知覚する能力が備わっています。また、周囲の環境についても、皮膚に張りめぐらされた感覚受容器が人体にとって有害なものとそうでないものを的確に判別しているのです。

　ところが、現代人の多くは本来の鋭い感覚を鈍磨させてしまっているのが現実です。電磁波、食品添加物、金属製のネックレスやブレスレット、衣服のゴムによる微細な締め付け現象などによって神経系の働きが乱されて、病気以前の微妙な体調の変化を見逃しているのです。

　そして、気がついたときには定期検診のデータを見て大慌てをして、自分の体に不安を感じたり、体への信頼感を失ったりしているのですから本末転倒もいいところです。病院を頼りにする前に、まず自分の体を知ろうとすること、そして、知るためにはどうすればいいのかを考えることが先決ではないでしょうか。

　それには本来の鋭い感覚を鈍磨させるようなものをなるべく避けて、常に自分の体の状態を知覚できる感受性豊かな体を作ることが大切です。それによって、体に備わった安定した状態を保つ働き（恒常性維持機構＝ホメオスタシス）が完全に働くようになり、健康維持や病気からの回復が促進されます。

　そのような「自分自身の感覚で体を知る」ということは、自己の生命力を信頼できることに直結します。自己の生命力の偉大さを忘れていることは、最高の精密機器使用にあたってのスイッチの入れ忘れにつながります。

◆一般的な健康常識を疑ってみる

　日常生活において、体に有害なものとそうでないものを見分けることは決して難しいことではありません。ただし、「生命からのささやき」に耳を傾ける繊細さは要求されるでしょう。

　例えば、ある食品が有害かどうかを調べるには、片手でその食品に触れたまま、もう一方の手を強く握りしめてみます。すると、有害な場合は手を強く握ることができないはずです。これは筋肉のロックが外れているということであり、このとき呼吸も浅くなっているはずです。

　これを「1人筋肉反射テスト」と呼んでもいいでしょう。これなら治療者ではない一般の方でも明瞭に判断できるので、ぜひ積極的に用いて習得してほしいと思います。そして、一般に流布している間違った健康常識に振り回されない正しい健康生活を獲得してください。

　この方法は食品以外にも応用できます。例えば、病院でも処方されている、むくみを取る靴下やゴム入りのコルセットなどを装着すると、てきめんに手に力が入らなくなって体が冷えてくるはずです。

　先に触れた5本指の靴下が有害である理由についても、ここで説明しましょう。ポイントは手指と足指の機能の違いです。手指は広げて使いますが、足指は歩行時に床をつかむために縮めて使うという点に着目してください。指が分かれている靴下は地面をつかむ足指の働きに干渉して、常時、その異常情報を脳へ伝達するために脳を疲労させ、ひいては脳から指令を受けている体をも疲労させてしまうのです。

　その害は自分でもチェックできます。履いた状態でヒザを高く上げて足踏みすると上体はふらつき呼吸は浅くなっていますが、同じ靴下を足指の先の部分だけ外して履くと、足踏みは安定して呼吸も深いはずです。つまり、5本指靴下の方が普通の靴下よりもずっと体に悪いのです。

　わたしたちは、一般に流布している間違った常識にとらわれることなく、自分自身の感覚——生命からのささやきを通じて生き方を考え直すべきなのです。

アレルギー性鼻炎の治し方

添加物を取らないことが先決

　病院医療が手こずっている種々のアレルギー性疾患。中でもアレルギー性鼻炎は50年後の耳鼻科の治療でも治ることはないでしょう。なぜなら、化学調味料、合成保存料、pH調整剤、合成ビタミン剤をスーパーなどで売られている一般の食品に添加することをやめなければ、アレルギー性鼻炎は決して治らないからです。

　さらに漂白剤（栗の甘露煮、あんずのシロップ漬、干し柿など）、発色剤（ハム・ソーセージの大部分）、鮮度保持剤（まぐろの刺身、ぶり、そのほかの生魚）などを努めて摂取しないようにするだけで、アレルギー性鼻炎はほとんど治ってしまうのです。パン類のイーストフードも添加物として有害性が強く、パン食後、倦怠感が生じるのもpH調整剤とこれが原因です。

食品業界は意識の転換を！

　今は都会のスーパーで売られているものだけでなく、地方の特産品でもほとんどの場合には添加物が用いられています。それほどひどい状況なのですから、逆に無添加の名産品を売りにすれば町おこし・村おこしになるのではないかとも思います。しかし、消費者の側が正しい食品を求めるようにならない限り、そのような動きは起きてこないのです。

　食品業界は生命（いのち）に直結する物を扱っているのですから、正しい選択をすることで、人々の健康に貢献できる素晴らしい業種として世に評価されるはずです。

第4章

治療の原点に迫る半身症候鍼灸法

新鍼灸（半身症候鍼灸）は二千数百年の鍼灸を覆した
鍼灸への疑問①②③④
古典から原点へ回帰する半身症候鍼灸法
高いレベルの望診を追求する
半身症候カテゴリー診断とは何か
少数穴治療の意義
半身症候鍼灸法の施術の流れ①②③④⑤⑥
極めれば医療的透視法や遠隔治療も可能
従来の鍼灸法への応用①②③
半身症候鍼灸法の治療例①②③
半身症候鍼灸法Q＆A

新鍼灸（半身症候鍼灸）は二千数百年の鍼灸を覆した

◆半身症候鍼灸は扁鵲の透視治療の再現

（この透視診断の模様は一般社団法人・律動法協会HPの動画に映像がある）

現在、各国で実施されている鍼灸理論には素問・霊枢を基礎として成立してきている古典理論と近年の西洋医学的アプローチからの理論がありますが、現代医学的鍼灸においても経絡経穴理論、陰陽五行説理論などの古典理論の一部を併用することもあるようです。

半身症候鍼灸は、これらの既存の鍼灸法とは全く別の鍼灸法ということができるでしょう。素問・霊枢以前に古代中国の神医と言われ伝承されてきた扁鵲が存在しました。扁鵲は脈診の名人とも言われますが、その治療理論を書としては残していないようです。

伝説では塀の外の人が見えた。患者を診断するときは体内が見えたが人には脈を診てそれを知り、診断したと言ったといいます。つまりこれは透視診断をしたということで、透視であるならば、古代医師の権威づけのような複雑奇怪な治療理論を必要としないのです。すべて人体が見え、異常も見え、その異常の原因まで見えるのです。つまり原因とは特定の異常が正常に回復するものであるから、次には原因を正常化することで全身が改善することもその場で確認することができるのです。

このような透視診断とは同時に、透視により手を触れずして治療も行うことができるのです。つまり同時に操作できる気の使用が臨床的透視診断というものとなります。体内の生命現象を自身の感性で知ることのできない医師には、後進に伝える理論も膨大なものとならざるを得ません。伝承文献にしても、重要なことは秘伝にされてきたはずで、近年まで医家にはその習慣が残っているのです。

臨床ではこのように、実証的で論理的な簡潔明瞭な治療理論が構成さ

れます。この辺の感覚は透視について未知の臨床家にはとても説明することができませんが、そのようなものであるということだけ記憶していてください。きっといつか臨床上役立つ時が来ると思います。これが扁鵲の治療理論書を残さなかった理由だと判断しています。透視診断を人には脈で診て知ったという話ですが、本当のことを言えば、当時の医師、理論家はただ彼を異端視しただろうと思います。

　新鍼灸法である半身症候鍼灸法は、なぜ従来の鍼灸法での気の理論とすべて異なるのか、それは扁鵲の透視診断による鍼灸理論を再現したものであるからです。創案者である筆者の透視診断を基礎に構築した鍼灸理論で伝承ではありません。透視に基づく理論であるから、診断時点で効果を知ることができ、診断後、選穴を変更することもありません。脈診さえ手を触れずに知ることができます。

　ここに透視診断とそれにともなう透視治療（遠隔治療）について、指導例をお話ししましょう。彼はオーストラリア人鍼灸師、ベンジャミン氏です。筆者とは非常に縁の深い方で、他のオーストラリア人鍼灸師とともに高尾山へ滝行とハイキングに行ったとき、山中であの東日本大震災に遭遇しました。その後に大阪で再会した折の話ですが、駅近くの茶房でのことです。

　茶をすすりながら目にしたウエイトレスの動作がひどく疲労した風情でした。あまり気の毒になり彼女に無断で約10メートルほどの距離から透視診断し、遠隔治療を試みよう思いました。これは昔からの海外旅行などでも時々行う趣味でもあります。このとき、せっかく日本まで鍼灸の研修に来ている彼の真摯な態度からひらめきました。この距離から彼に透視診断を指導して実行させると、頚椎部、腰椎部内臓など異常個所を正確に診断することができました。彼もその感覚に驚き、筆者もうれしくなって、今度は10メートルほどの距離からの遠隔治療の指導をしました。気鍼による1～2穴の治療です。その治療も完全に成功して、ウエイトレスは表情も血色もよくなり、背筋がピンと伸びた姿で軽やかに業務をこなし始めました。

彼の治療に対する純真さから、瞬時にこのような結果の可能性を予感したことから起きた指導でしたが、高次な治療法の指導への可能性を深く知ることができました。無欲なひたむきさが引き起こした現象でしたが、反対にいくら千辛万苦してもこの心境がなければこのレベルの修得はできないものであることも再認識したのです。高尾山の滝行に同行したオーストラリア人女性鍼灸師メリアン氏の、高尾山の蛸杉の前で大木の幹に耳を当て、木の生命エネルギーを感じ取ろうとする動作にも心打たれました。やはり治療の感性も素晴らしい方です。

　永年、国内での律動法、半身症候鍼灸のセミナーの指導では、彼らのような真摯な姿勢の治療家、学習者があまりに少ないことを痛感してきました。もちろん中国でもそれは同じです。非常に残念ですが、その大きな原因に、閉塞性の強い古典鍼灸理論への拘泥にあると考えています。

　客観的に思い直していただければ想像がつくのではないでしょうか？人体をまっさらな状態から自分自身の感性で見て、その結果としての理論による柔軟性のある思考でなければ治療は難しいと思います。

　自らの思考で生命ある人体機能を熟知して、その結果からの理論を持ってさらに生命現象の探求を深めることができるのです。骨格系も脳の機能も、動脈・静脈の循環も重視した鍼灸医学理論が必要です。新鍼灸法は、種々の古典鍼灸理論の矛盾点を直視することから新たに発見し創案したものです。

　従来の東洋医学鍼灸では現代医学的考察がないことで、現代医療が挙げる病気、疾患に対する診断の検証もなく、そのまま異常・正常を受け入れます。体表以外の体内組織、内臓の状況はすべて西洋医学の画像診断、血液検査結果をそのまま鵜呑みにするだけです。現代西洋医学理論の枠でしか人体を診断できない病院医療での数々の誤診、誤認識の存在も、あるいは多くの医原病も見抜けません。必要のない手術やリンパドレナージュにおける弾性ストッキング、弾性スリーブなど医学領域でも多くの非科学的療法が行われています。

　西洋医学的病院医療の問題点は何か？

ひとつは感染症です。医療現場で多剤耐性菌が知られていますが実に多くの患者が医療施設との接触から、感染してその炎症による多種の疾患で苦しむ人がいます。それまで元気だった人がわずかな疾患で入院後次第に悪化して、時には重篤な状態に陥ったケースが身近にも増加していることを思い起こしてください。

　簡単な手術時の麻酔の不適合から、歩行困難、四肢の麻痺を招いたり、患部からの感染症で同じく運動器の障害、あるいは歯科治療後上肢、下肢の激痛が継続したりすることも非常に多く、これらもただその診断ができないことで誰も気づかないだけなのです。

　感染症での臨床上の大きな問題に、幼少時の予防接種があります。成人以降の多くの障害に左上腕骨がかかわっていると言っても全く無視されるでしょう。アメリカの主要新聞に掲載された医学記事に＜現在世界中に存在するポリオウイルスに天然のものはない、すべて予防接種による生体内の残留だ＞という記事があったようです。筆者自身の臨床での体験から同意見であることに驚きました。ポリオウイルスの接種後の後遺症、ポストポリオ症候群（PPS）など氷山の一角です。毒性が存在していなければワクチンにもなりません。予防接種の病原体の多くが人々の左上腕骨内に残留し、そこを原因として全身、脳へ感染の影響を及ぼし病的体質まで形成していることがほぼ分かっているのです。

　あとは微細骨折の問題ですが、MRIなどの種々な画像診断でも読影できないものです。これは前の項を参照してください。

　治療は診断できないものは治せないということをお伝えします。その意味からも古典理論一辺倒で、現代医学とは別の医学理論だと東洋医学理論を自負することは賛成しません。

鍼灸への疑問①
鍼灸はどこまで治しているのか？

◆鍼でも効かない痛みが増えている理由

　近年、ちまたで増え続けている整体院等の開院に対して、鍼灸師の間から、営業上の危機感を抱いているという話を耳にします。しかし、鍼灸が整体以上に患者を治しているのであれば、なんら危惧する必要はないはずです。逆に言えば、整体院の増加に不安・不満を抱く鍼灸師は、自らの治療に自信がないということを告白しているようなものです。

　鍼灸院では実際にどの程度患者を治しているのでしょう。

　わたし自身、若い頃に腰痛で苦しんだ時代がありました。その持病を治すために何軒もの鍼灸院に通い、そのうちに名鍼灸師を探すために専門誌の特集記事に目を通して、得意とする疾患や治療方法まで調べ、訪ね歩いたくらいですから、従来の鍼灸の利点も限界も共に知りつくしているつもりです。また、自ら鍼灸師として開業してからも、多くの著名な鍼灸師の治療を講習会等を通じて見聞してきました。

　そこからかねて感じていた疑問は、「鍼で果たして難病を治せるのか」というものでした。西洋医学より格段に長い歴史と、東洋哲学に準拠するという物々しさほどの効果が従来の鍼灸には認められないのです。著名な鍼灸院であっても、患者の様子を見ていると玄関を出る頃にはもう「鍼のはり返し」（副作用）で首を回しているのです。あるいは、自分で受けたときには、鍼灸院を出て200メートルも歩くと、全身の関節が緩んでヒザに力が入らない状態になることがありました。

　鍼灸の最大の特徴といえる、痛みを取るという対症療法的なアプローチにおいても、最近ではじゅうぶんな成果を上げられないケースが激増しているはずです。その背景には抗生剤の多用による多剤耐性菌（薬の効かない菌）の存在があります。どこへ行っても治らない痛みは、そのような病原体の感染が原因となっていることが多いのです。

当然、筋肉のコリや痛みの部位を聞いて問診だけを頼りに鍼を刺すような鍼灸法ではそのような痛みには対処しきれません。その代表的な原因として、MRSAやヒト口腔内連鎖球菌による感染があります。

◆真の鍼灸は病院で治らないものを治すもの

　鍼灸では、種々な疾患に対して、実際の治療効果と理論では隔たりが見られます。鍼灸師向けの専門書を見ても、「鍼灸不適応疾患」（鍼灸では治せない疾患）が強調され、さらに鍼灸を「QOL（生活の質）を改善する治療法」と位置づけている傾向が見られます。重大な病気になる前の軽症のうちに治すのが鍼灸である、と主張する鍼灸指導者もかつていました。
　これは鍼灸臨床というものを指導者があまりに知らないということが挙げられます。真の鍼灸は、病院医療で治らないものを治せる治療法でなくては、その存在価値がなくなります。ただ癒し程度の効果を求めるのでしたら、今日のような多くの鍼灸師は要りません。QOLなどと責任回避せずに、どうして治せる鍼灸に挑戦しないのですか？東洋医学鍼灸でもなんの理論でも治らなくてはならないのです。

◆東洋医学鍼灸は西洋医学より高度なのだろうか？

　鍼灸師、漢方治療家が本人さえ難解で本当に理解できているのか疑わしい古典東洋医学理論を、西洋医学で治らないものが治るという宣伝をしてきました。
　漢方、鍼灸は、副作用が少なく西洋医学が不得手な肩こり、腰痛、運動器疾患、精神的症状、不定愁訴などに効果が上げられるのは確かですが、鍼灸で治るものの多くは、治療によらなくても時間が経てば自然に治るようなものとも言えるのです。例えば腰痛の多くは発症がかぜ気から来ていて、腰部の炎症があるので風呂に入らず、かぜの対策として厚

着、寝具を厚くしていればかぜ気が治ったとき同時に腰痛も治るものなのです。時には鍼したことで痛みが治ることもありますが、手を付けたことで長引くことが逆に多いことはほとんど知られていません。

　これらの運動器疾患にしても一時的に治るのは痛みの問題で、腰痛を起こしやすい体質まで治り、治癒力が向上するところまで期待できません。なぜなら東洋医学鍼灸にはその腰痛を起こしやすい解剖学的体質理論が存在しないからで、ただ患者の言葉で痛みを判断するだけなのです。

◆鍼灸は対症療法でなく、根本治療と言えるのか？

　西洋医学は痛み止め、症状を抑えるだけ、東洋医学は根本治療だと言う。しかしこれも正しくないのです。なぜなら前項に挙げたように痛みの原因がわからない。そして痛みが消えたことが治ったとしているからです。

　西洋医学は対症療法、東洋医学は病気を治さず、からだ全体の体質を治すものと言う。鍼灸にはその原因となっている体質を具体的に説明できず、漢方薬にしてもその体質がいつ治るのか心もとないのです。

◆東洋医学は未病を治すと言うまやかし

　将来なるかならないか、分からない病を事前に知ってそれを治したと言っても疑問です。未病を治すなど言わずに、現病はどうするのですか？現病を治してからにしてほしいものです。自画自賛の古典派気取りもただあきれます。彼らに便乗して担ぎ上げる人々もこの業界にはなんと多いことでしょう。

◆痛み取りは治療ではない

　症状は人体がその時点での生命維持のための現象として発生します。

腰痛ではあれば、かぜや疲労の状態から脳脊髄の機能低下が生じ、脊髄が緩む→脊椎の靭帯が緩む→脊椎が固定できずずれる→神経根が圧迫される→痛みが出る。

　痛み、こりの役目…脊椎がそれ以上ずれないように防止している天然のギプスなのです。騒がず活動をしなければ元のかぜ気が治り、脊椎は締って調整され、神経根の圧迫が解除して、痛みも不要となり消失するのです。治療による腰痛の長期化する例は非常に多いと言わざるを得ません。

　多くの健康グッツ、例えば磁気、チタン、あるいは多数穴の刺鍼と置鍼。鍼を多数することで知覚神経の鈍麻現象から、一時的に疼痛が解消しますが、状態を悪化させます。皮内鍼さえ長時間置くと逆反応します。皮内鍼を貼ってきた患者からそれをはがすと痛みやコリがなくなって元気になります。全身を散鍼するのもこのような知覚鈍麻作用があるから鍼灸治療上、重宝していたのです。

鍼灸への疑問②
治す理論のみで鍼灸学には生体機能向上理論が存在しない

◆病、疾患の究極的原因は生体機能の低下から生ずる

　歴史的に鍼灸治療効果が低水準にある原因はここにある。
　医学的にも、全身の組織、器官及び心の状態はすべて生体の全機的機構により支配され、コントロールされています。全身部分各組織の障害も、それを支配している全身的生体機能の低下、あるいは生来の生体機能の弱化に原因があるのです。樹木で言えば、幹内を流れる水分と栄養が行き届いていれば、数ある枝葉は青々と茂ります。個々の枝葉を治療する必要がないように、人体も内臓を支配する自律神経、筋・関節を支配する脊髄神経とそれらの中枢組織が正常に機能していれば全身の各組織、器官は正常に機能します。要は中枢である脳・脊髄の機能の程度、度合いが病の原因であり、外的障害の回復力も脳・脊髄機能レベルしだいとなります。低ければ、各部位の病、疾患が起こりやすいし、レベルが高ければ起きません。外傷の場合でもそのレベルが高ければ回復力が高いのです。古典鍼灸理論にはこの生体機能度、健康度と、それに伴う回復力の差異という観点がありません。全身の生体機能度を上げることが原因治療であるのに各部分の回復、それも症状の解消のみを目標にしていることが鍼灸の低効果となっているのです。
　これでは治したといっても、本人の自己の治癒力を信じ、自然に治癒力を待つことを勧めること以上の治療効果は望めません。全身を支配する生体機能度を向上させることを考えない従来の鍼灸では、放っておけば自然に治るものしか治っていないのです。
　鍼灸師、鍼灸界が対外的に口にしない最大の悩みは、近年、公的資格を有しない治療行為業の増加による業界の経営的衰退です。例の「鍼灸需要の喚起」を打ち出さざるを得ない現状もそれを物語っています。難解そうで一見高度に見える古典鍼灸理論に1人、酔っていないで、他の

手技治療では簡単に治している現実を直視しなければ、鍼灸の衰退に歯止めがかかりません。ごく一部の東洋医学フアンを相手にしているようでは医療とは言えません。

東洋医学は、病を見ず人間を見るという全体医学だと言われていました。しかし、実際は一面、症状そのものを解明せず、抽象的な症候群でとらえているというだけで、全身の生体機能度、元気の程度については全く理解が及びません。

◆健康度、生体機能度理論不在では高確率、高度の効果は得られない

従来の鍼灸では、治療前後も現在、目標とする完璧な健康度に対して何％かを判断できず、説明もできません。生命機能状態のレベルの診断がなければ生命機能レベルを向上させることもできず、各部位の症状、疾患を対象とする治療では低効果しか生みません。生命機能の度合いが分からなければ、各疾患、病も、治療した治った、まだ治らなかったの繰り返しです。一回一回の治癒力の診断ができず、どこまで治すべきかの判断も付きません。一患者の治癒力の可能性の判断、生命力の限界も分かりません。目標とする治癒力の完璧な状態に対しての現在の位置がつかめませんから、予後の判断、最終段階の判断がない目標なき場当たり治療とならざるを得ないのです。もちろん「鍼灸は未病を治す」など、虚言に過ぎなくなるのです。現代、未病を知る鍼灸師が一人も存在しないにもかかわらず、古代医師の用語に便乗して得々と未病を解説する指導者が近頃、目立ちます。

鍼灸への疑問③
鍼灸はなぜ進歩しなかったのか？

◆鍼灸界の研究成果の疑問

　鍼灸業界は理論派鍼灸師と鍼灸学校教員および学校関係者が主体で、業界全体の指導に当たっているわけですが、その研究成果はどの程度上がっているのかいつも疑問に思うのです。

　その研究内容では、西洋医学的視点からの鍼灸効果の証明という方向性が延々と続いた感があり、古典鍼灸系の団体より西洋医学的団体の方が主流を形成し、古典鍼灸派においては、古医書の解釈の問題を提起するくらいで、新しい発展は少ないのは当然ですが、術技まで保守的になることはないと思います。

　鍼灸の科学化、エビデンスが鍼灸効果につながるかですが、鍼灸効果の向上というより、西洋医学的にも証明されていることでその価値をアピールすることが狙いでしょう。西洋医学界も多くの治らない疾患を抱え、患者側からの不満の目を曇らせる役を鍼灸界に与えているのではないかと思うのです。

　エビデンスがあるから鍼灸は科学だ、医学だと喜んでも、患者側から見れば、エビデンスより治療効果の向上だけに関心があるはずです。多くの病、疾患が治っていない西洋医学側からの証明を期待する鍼灸界は、臨床に対する自信の欠如をさらけ出しているとしか思えません。

◆鍼灸界の学術発表には術がない

　鍼灸界、鍼灸学会活動の中心は学術発表ですが、この学術発表は中国の中医学でも同一で、この点は、中国中医薬大学との交流でも我々は主張してきました。我々は鍼灸の臨床を重視し、鍼灸の価値は臨床にある。ですから学術とは言っても、学には興味はなく、術にしか関心はありま

せんと主張してきました。

　学会発表の壇上で、スライドの文字と口頭での10分以内の発表では何の臨床効果を披露できるのか？　実技は全くないのです。参加者全員が医学もどきの発表と協力で盛り上がるでしょうが、一般臨床鍼灸家にとって物足りなさはないのでしょうか？

　各鍼灸セミナー、各研究会においても、発表形式が主で、臨床実技は指導者としては気が進まないようです。真の臨床指導者が鍼灸界においては不在で、また参加者も学を好み、修得に年月を要す術を敬遠する世界と思うのです。しかし鍼灸臨床から術技を除いた理論はただ空論です。それが前項に挙げた、近年の他の治療業に鍼灸界が席巻されている原因になっているのです。

◆鍼灸には確実な正常・異常の判定がなく、効果の評価法がない

　古典理論では四診法が正常・異常の判定法になりますが、解説されたその診断法が生体の正常・異常を的確に表示しているかどうかはなはだ疑問です。先に言うと古典派の指導者の臨床効果がなぜ低いのか、これは何を物語るのかです。指導者は忠実に古医書を実行していると思います。

　この意見に反対する鍼灸師は多いと思いますが、その方々に、自分の目で日本中の指導者の臨床を確認したのか問いたいのです。ただし、指導者の技量を判断するにはそれ以上の技量を必要とします。筆者は透視診断ができます。触らずどこが異常なのか、その異常の原因はどこにあるのかすべて触らず診断します。ですから、鍼灸界の著名な指導者の言っていることの真偽も分かります。

　例えば臨床上半数の患者に遭遇しますが、症状を訴えている側の生体機能が正常で、異常を感じていないほうが異常のことがあります。この場合、当然症状側を異常とした治療では正しい効果は生まれません。古典鍼灸理論を説いた古代医師が生体を知っていたとは思えない、多くの生体現象の見落としもあります。

鍼灸への疑問④
鍼灸は本当に根本療法か？

◆本治法と標治法

　鍼灸は根本療法であるとよく言われます。鍼灸師自身がそのように主張しているのはもちろんのこと、一部の患者もそのように思っているようです。根本療法とは、症状を取ることを目的とする対症療法とは違って、病の根本から治していこうとするアプローチを指しており、鍼灸における根本療法はある流派において「本治法」とも呼ばれています。

　一言に本治法と言っても、基本的には、病気や症状を局所の異常ではなく全身の問題としてとらえて、そのバランスを回復するための治療を行うと考えればいいでしょう。

　一方、この本治法の対極にあるのが「標治法」です。これは症状として現れている痛みやコリなどを直接治療するものであり、全身のバランスといった面には目を向けていません。

　現在、多くの鍼灸院では「痛み取り」を目的として標治法を行っていますが、一部の志ある鍼灸師はそのような傾向を危惧し、鍼灸の古典的な書物を参考にして本治法に取り組んでいます。鍼灸の独自性という点では、対症療法に終始することは自らの首を締めることになるのですから、本治法にこだわるというのは正しい方向性だといえるでしょう。

　しかし、一般的に行われている本治法に限界があることは、それを行っている鍼灸師自身が分かっているはずです。なぜなら、本治法を行っている鍼灸師のほとんどが、それだけでは取りきれない症状を標治法によって対処しているからです。

　本治法と標治法を組み合わせることは、一見すると総合的な療法であるようにも思えます。複数の治療法を組み合わせることで、より効果が上がるような気がする人も多いでしょう。しかし、本当にそうでしょうか。不完全な効果しか上げられない治療法を組み合わせたところで、そ

れが完全なものになるとはわたしには思えません。

◆標治法の問題点

　本治法では全身のバランスを整えるための最小限の本数の鍼を刺しますが、多くの鍼灸師はその後に標治法として、症状のある場所を中心としてたくさんの鍼をします。あるいは灸を加えています。
　これはどこか矛盾してはいないでしょうか。本治法でバランスが整ったのであれば、それ以上に鍼を刺す必要はなく、むしろ、新たな鍼を刺すことでせっかく整ったバランスは崩れてしまいかねません。
　事実、わたしが見たところ、標治法で鍼をたくさん打たれた人は呼吸が浅くなって姿勢が悪くなり、眠気を感じています。いわゆる邪気治療を受けたときと同じ状態になっているので、感覚の鋭い人であれば吐き気を催してしまうでしょう。なお、標治法には散鍼という鍼先で軽く小刻みに皮膚を刺激する方法がありますが、この場合は全身の知覚を鈍麻させているので、一見すると心地よさを感じます。
　またこの問題は、鍼灸学習者の多くが抱く疑問です。古典派の指導者があまり触れられたくないことの一つでしょう。脈状が調整された後に標治法、さらに散鍼を全身に施してどうして脈状が乱れないのでしょうか。
　本治法がじゅうぶんな効果を発揮しえない原因の一つとして、その理論的な土台となっている経絡の存在を、ほとんどの鍼灸師および指導者が知覚できていないという点が挙げられます。
　脈診や腹診による経絡の診断では間接的に経絡の状態を知ることしかできず、経絡を直接知覚している場合と比べると、目隠しをして治療しているにも等しいのです。"気が至る"これは正しい鍼治療をしたときの表現としてよく耳にしますが、全身の経絡はどうなっているのでしょうか。

古典から原点へ回帰する半身症候鍼灸法

◆治療者の感覚能力を訓練することの重要性

　半身症候鍼灸法もまた本治法の一種だといえますが、理論に偏重するのではなく、目の前にいる患者の体を精緻に検査して全身を完全に整える１～２ヵ所のツボを特定するため、補助としての標治法を全く必要とせず、数万件もの症例中、標治法を併用したことは一例もありません。
　筋肉反射テストなど比較的新しい方法を取り入れているために、半身症候鍼灸法を「全く新しい発想の治療法」ととらえている方も多いと思いますが、むしろ、その姿勢は鍼灸の古典などを飛び越えて医療行為の原点に迫るものだと言えないでしょうか。
　人類文明の曙の時代。人々が医療とおぼしき行為を始めた頃は、人体に関する理論などなかったはずです。古代の治療者は、研ぎ澄まされた感覚で患者の体表に触れ、体内を透視的感覚でとらえ、エネルギーの流れを感じ、生きた体そのものを把握して治療を行っていたのでしょう。
　一方、半身症候鍼灸法においても、最も重視しているのは研ぎ澄まされた治療者の感覚です。古典の書物や先人の残した理論を頼りにするのではなく、目の前の患者に対峙している治療者自身の感覚に基づいて、生の体の診断と治療を行っていくのです。
　「感覚に基づいた診断」というと、あやふやで主観的な診断になるのではないかと危惧する人もいるでしょう。従来の鍼灸には感覚能力の訓練法がないのでそう思うのも無理はありませんが、チューニング法を行い、正しい体の使い方を心がけながら筋肉反射テストの技術を磨いていけば感覚能力は飛躍的に向上します。しかも、最終的にはＭＲＩ以上の精度を持つ「医療的透視法」まで可能となるのです。
　透視については、中国の伝説上の名医、扁鵲も仙薬により塀の先の人が見え、患者の体内が見えるようになったが、人には脈によってそれを

知ったことにした、と伝えられているように、古典理論が著述された時代にも透視能力を持った医師がいたことを無視することはできません。
　そして、古代においても現代社会と同様に、見えないものを自ら知ろうとするより、権威化された理論に委ねる傾向は変わらなかったようです。

◆理論によって感覚を曇らせてはいけない

　わたしが鍼灸の古典理論を批判するのは、古典と呼ばれている書物が書かれた時代と現代では、患者の体質や病気の傾向、周囲を取り巻く環境が大きく変化しているので、古代の理論を過大に評価するよりも、目の前にいる患者の体そのものを見つめた方が良いのではないか…と強調したいのです。
　第3章でも述べたように、現代人は次々と現れる進化した病原体のほか、食品添加物や電磁波、建材に含まれる化学物質といった、昔には存在しなかった病因に取り囲まれており、鍼灸の古典が編纂された時代ではありえないような病気が次々と登場してきています。このような状況にあって、古典というフィルターを通して患者を診断することは、かえって視界を曇らせることにはならないでしょうか。
　半身症候鍼灸法には視界を曇らせてしまうような理論はありません。「半身症候カテゴリー診断」によって病症をタイプ別に分類することは行いますが、これは決して「理論」ではなく、研ぎ澄まされた感覚を持つ治療者であれば、だれもが患者の体に触れて確認できる「事実」です。
　半身症候鍼灸法では知識からの理論ではなく、治療者自身の曇りのない鋭い感覚で目の前の患者の体に向き合います。そのため、時代や場所や状況にとらわれることなく、常に患者にとって最善の検査・診断・治療を行えるのです。熟達してくると経絡の流れを知覚することも可能です。

高いレベルの望診を追求する

◆半身症候鍼灸法の検査の特徴

　半身症候鍼灸法では、ことさら鍼灸独自の理論を介することなく目の前の患者に向き合うため、その検査内容は現代医学的なものとなっています。ただし、それは病院における検査とは比べものにならないほどの精度です。すでに解説していますが、改めてここで半身症候鍼灸法における筋肉反射テストの特徴をまとめておきましょう。

・正常／異常の判別ができる
・異常箇所の病理学的な判別ができる
・原因（メジャー）を追求できる
・感染の箇所と病原体の種類の判別ができる
・微細骨折の判別ができる（画像診断で判別不能な骨折）
・神経症などにおける精神的な原因の特定ができる

　半身症候鍼灸法の検査・診断には以上のような特徴があり、ここまで正確に検査することで初めて病院では治らないような疾患を治せます。52ページでわたしが述べたように、「治療者の観察が行きわたった部分すべてに治療による変化が起きる」ということを考えると、このような高いレベルの検査が要求されるのは当然のことだといえるでしょう。
　そのような高い精度の検査を極める過程で感覚が研ぎ澄まされていくと、それに伴って望診の技術も向上します。
　望診とは鍼灸の治療において、視覚的な情報から患者の病状をとらえることを指していますが、一般的な鍼灸師は顔色や姿態などから経絡理論に基づいて患者の状態を分類することが多く、漠然とした診断法という印象があります。重要な情報を得ることができないため、検査法とし

てはあまり重視されていないようです。

◆**患者の訴えは先入観となって正確な診断を妨げる**

　望診の代わりに多くの鍼灸師に重視されているのが問診です。患者に対して事細かに病状や体調を問い、一定の理論に当てはめて判断することで治療法を定められるため、一般的な診断法として定着しています。
　しかし、その傾向には疑問があります。なぜなら、問診によって治療者が先入観を持つと、正しい検査・診断が妨げられる可能性があるからです。患者は自身の体を正しく知りつくしているわけではないのですから、問診を過信してはいけないのです。
　そこで、半身症候鍼灸法では先入観を排除した白紙の状態で検査を進めるために、最初に基本的な検査を行ってから問診を行うようにしています。その場合、患者の訴えに対して、併せて起こっている別の症状をこちらから付け加えたり、「なぜその症状が起きているのか」という説明を即座に返答したりすることが望ましいといえるでしょう。
　高度の鍼灸においては、望診によりすべての病態を把握し、問診、脈診、触診などによってそれを確認、裏付けをするというレベルの望診が望まれます。
　わたしの場合、ときとして患者が症状を口にする前にこちらからほとんどの症状を指摘してしまったり、患者の自覚症状に対して「そうですよ、そしてこういう症状もありますね」と付け加えたりしています。半身症候鍼灸法に熟練すれば、これは決して難しいことではありません。
　こういったことを超能力のように思う人もいるでしょう。しかし、これは古代の人類が普通に持っていた能力であり、本来の望診とはこういうものだと思います。
　半身症候鍼灸法では、技量が上達するにつれてこのような望診が可能となり、その先には、患者に手を触れずに検査・診断を行う「空間診断」や体内をMRI以上の精度で見透す「医療的透視法」、そして遠く離れた場所にいる患者へ治療を行う「遠隔治療」の世界が待っています。

半身症候カテゴリー診断とは何か？

◆触診でも明瞭に分かる半身症候

　半身症候鍼灸法の最大の特徴ともいえる「半身症候カテゴリー診断」とは、右半身・左半身・中心という3区分される人体の病層の診断です。それがそのまま診断名となり、同時に鍼を刺すべきツボも特定されるという診断と治療のシステムです。

　この説明では、専門的な知識を持つ鍼灸師の読者に誤解を生むと考えられるので、ここでもう少し詳しく説明しておきましょう。

　「半身症候カテゴリー」側に急性の症状が出やすい傾向はありますが、常時その側にだけ症状が起きているわけではありません。つまり、単なる症状の分布ではなく、全身の組織を左右する原因的な病的反応の分布を示すのが半身症候カテゴリーなのです。

　半身症候鍼灸法では筋肉反射テストによって半身症候カテゴリーを診断しますが、触診によってそれを知ることも可能です。

　右半身症候の例で言えば、頭部の右側、背中の右側、胸部の右側、腹部の右側といった箇所を指先で軽くスナップをきかせて叩くと、同じ箇所の左側と比べて低く鈍い音がします。さらに、全体的に右半身の筋肉や皮膚、内臓などが弛緩状態で体温も低いということが分かるでしょう。これは人体を縦断する血液循環と神経機能低下層を指します。

　特に頭部を叩いてチェックすると患者の誰でも、自分の頭部の音程の違いを納得するくらいですが、これまでの鍼灸には知られていない現象です。全身の症状はすべてこの半身症候カテゴリーに何らかの形で結びついているのです。

　半身症候カテゴリー診断では筋肉反射テストとこの触診を併用し、診断を確定します。

◆半身症候カテゴリーの詳細な解説

半身症候カテゴリー側には次のような特徴があります（半身症候カテゴリーの図については51ページを参照）。

・**右半身症候**
人体の正中線より右半身に重大な機能低下が起きており、現時点での患者の訴える急性の主な症状と関連している。右気管支・脊髄右灰白質に風邪（上気道感染症）の病原体の感染の影響が強い。右大脳皮質・右脳幹部・脊髄右灰白質が弛緩して機能低下を起こしている。

・**左半身症候**
人体の正中線より左半身に重大な機能低下が起きており、患者の訴える急性の主な症状と関連している。左気管支・脊髄左灰白質に風邪（上気道感染症）の病原体の感染の影響が強い。左大脳皮質・左脳幹部・脊髄左灰白質が弛緩して機能低下を起こしている。

・**中心症候**
人体の正中線より左右3センチ程度のエリアに重大な機能低下が起きており、患者の訴える急性の主な症状と関連している。気管・脊髄白質に風邪（上気道感染症）の病原体の感染の影響が強い。大脳髄質・脊髄白質が弛緩して機能低下を起こしている。

これら3つのカテゴリーにその複合も加え、右半身症候・左半身症候・中心症候・右半身＋中心症候・左半身＋中心症候・両半身症候（右半身＋左半身）という6種類の半身症候カテゴリーが存在しています。

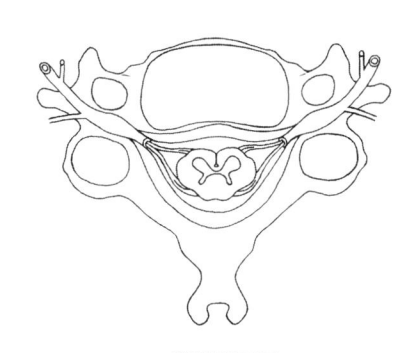

脊髄断面図

第4章　治療の原点に迫る半身症候鍼灸法

少数穴治療の意義

◆ツボについての先入観

　半身症候鍼灸法の治療では1～2ヵ所のツボにだけ刺鍼をしていますが、この点については一部の鍼灸師から反発の声が聞かれます。それは「人を治すにはたくさんのツボを使う必要がある」という先入観がいかに強いのかという表れでもあるのでしょう。

　より少ないツボで行う治療のことを「少数穴治療」（穴とはツボの意）といいます。先に挙げた本治法に取り組んでいる鍼灸師の場合、少数穴治療の重要さを指摘していますが、それがじゅうぶんな成果を上げていないために当然のように標治法（対症療法）として全身さまざまな箇所に刺鍼しています。

　鍼灸界の歴史を振り返ってみても、真正面からすべての疾患を一括した少数穴治療に取り組んだ人物はほとんど見当たりません。

　昭和初期に本治法を重視する治療法を確立した始祖の1人として著名な柳谷素霊先生がいます。しかし、その人もまた本治法の一方で、個々の症状に対する一ヵ所への刺鍼「一本鍼」を提唱しているのです。一本鍼は対症療法ですから、全身の症状に対処していけば必然的に数多くのツボを使うことになってしまいます。

◆治療するツボは少ない方がいい

　鍼灸における治療のメカニズムには諸説ありますが、わたしが半身症候鍼灸法で標榜（ひょうぼう）しているように、脳・脊髄を中心とする神経系からの働きかけによって全身を調整し、本来の生命力・回復力を引き出すという視点に立つと少数穴治療の意義が明確に見えてきます。それを知るには、まず神経系の働きについて考えてみる必要があるでしょう。

かつて自然の真っ只中で生きていた人類には、今でも敏感な感覚が宿っています。例えば、毒虫の一部が皮膚に触れたり、毒蛇の尾を踏んだりした一瞬の刺激に対して、人の神経系は瞬時の反応を示して危険を回避しようとします。それと同じことで、半身症候鍼灸法における１～２ヵ所の鍼による弱刺激でもその影響は全身に及ぶのです。

　ところが、何本も鍼をしてしまうと神経系は混乱をきたします。5本10本と鍼を刺していくうちに、皮膚から脳へ向かうインパルス（電気信号）と、その刺激に反応して脳から全身へ向かうインパルスとが混信を起こして神経系の働きは鈍くなり、結果的に人体の生命力・回復力も低下してしまうのです。

　事実、医学的な計器を用いた実験でも、何本もの鍼を刺すことで、脳へ向かうインパルスに対する脳の反応が不活発になっていくことが確認されています。

　身近な例では、握りこぶしで机などを何度も叩いた場合に同様の現象を確認できます。最初の数回は痛みを感じていても、回数が増すほどに痛みが感じられなくなってくるはずです。これは繰り返された刺激によって神経系の働きが鈍くなり、それが結果的に鎮痛作用を発揮しているのですが、鍼を多く刺すことも同じことをしているのです。

　そのような治療は、「痛み取り」としては効果的ですが、脳・脊髄を中心とする神経系の働きを低下させて、全身の筋肉・骨格・内臓などの働きを阻害することは確実で、病気を治すどころか悪化へ導くことになりかねません。痛みについてもその確率が低く一時的な解消でしかなく、かえって再発の原因ともなります。このことは病院での一般的治療にも言えることです。

　全身を正確かつ精緻に診断した上であれば、１～２箇所のツボを用いた少数穴治療によって心身のすべての問題に対処できます。それは、この半身症候鍼灸法が証明しています。

半身症候鍼灸法の施術の流れ①
筋肉反射テストの準備

◆チューニング法による準備

　それでは、半身症候鍼灸法をより深く理解してもらうために、実際の施術の流れをここから紹介したいと思います。

　まず、すべての検査・診断・治療に先立って行われるのがチューニング法です。これによって、気（エネルギー）の乱れであるスイッチングという状態を解消しておくことで、神経系のバランスを整えて、正しく精度の高い筋肉反射テストを行うことができます。実は精度の高いチューニングではこれだけで経絡の流れもすべて正常化してしまいます。

　スイッチングは「邪気」とも呼べるものであり、神経を鈍らせて生命力・回復力を低下させるような邪気治療を防ぐ上でも、このチューニング法は重要な役割を果たしています。

施術手順1【スイッチングの検査とチューニング法】
①治療者（検者）自身のスイッチングの検査を行い、問題があれば自分自身にチューニング法を行う。なお、この検査で用いる筋肉反射テストにはＴＲテストを用いる。
②治療者のスイッチングが解消されたことを確認した後、患者のスイッチングの検査を行い、患者に対してチューニング法を行う。

◆首のねじれの影響の検査

　初診では、頸椎のねじれが全身に及ぼしている影響を調べるために頸椎症候の検査を行います。このときに筋肉反射テストの仕組みを患者に説明することも多く、その場合、三角筋テストなど患者にも結果が分かりやすい方法を用います。

施術手順2【頸椎症候の検査】

①顔を右に向かせた状態と左に向かせた状態でそれぞれ三角筋テストを行う。左に向いた状態で筋肉がロックする場合が「左頸椎症候」、右に向いた状態で筋肉がロックする場合が「右頸椎症候」となる。

②下半身への影響を調べるために腸腰筋群を用いて同様の検査を行う。

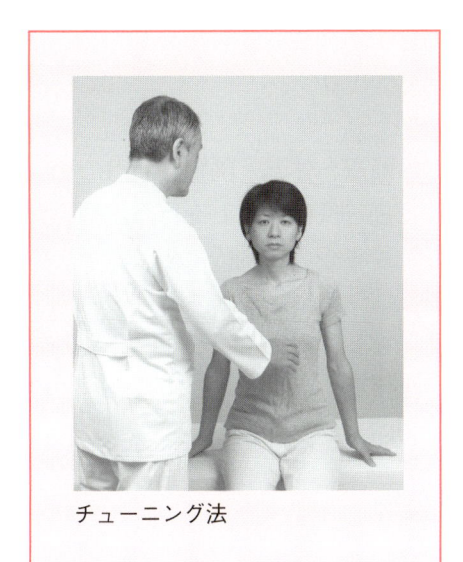

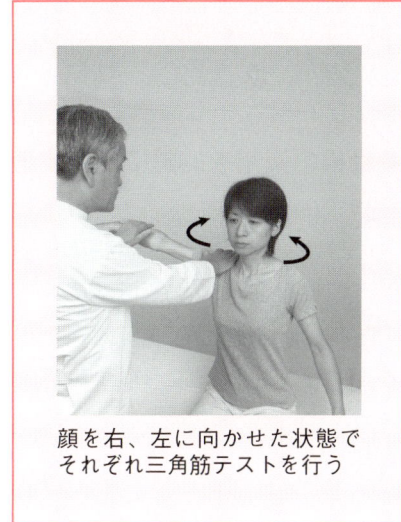

チューニング法

顔を右、左に向かせた状態でそれぞれ三角筋テストを行う

半身症候鍼灸法の施術の流れ②
全身の異常箇所と骨格系の検査

◆隠れた異常を検査する

　初診ならびに2回目の治療では、症状の箇所にかかわらず、隠れている異常箇所まで含めて把握しておくために全身の検査を行います。
　脊髄神経が通っている背骨（脊椎）を中心として、頭部、顔面の感覚器官、主要な内臓などについて、筋肉反射テストによってその箇所が正常なのか異常なのかを判別していくのです。

施術手順3【全身の異常箇所の検査】
①脊椎診断点、頭部診断点3線、顔面診断点、体幹・内臓診断点のそれぞれを順にＴＬして、その個々について筋肉反射テストを行う。初心者の場合にはＴＲテストが推奨されるが、患者への説明のために母指・小指対立筋テストなどを用いることもある。
②筋肉のロックが外れた箇所をカルテに記録しておく。これは、その箇所に何らかの異常があるということを意味する。
（各診断点の位置については117〜119ページを参照）

◆骨格の異常を的確に把握する

　これまでの鍼灸には骨格の検査・診断という要素がありませんでしたが、半身症候鍼灸法ではその点を重視しています。それは、側頭骨を軽く触れる調整だけで聴覚障害が改善したり、後頭骨に触れるだけの調整で視力が回復するような事実があるからです。
　カイロプラクティックやオステオパシーといった骨格を専門に扱う治療法ではこういったことは以前から知られてきましたが、鍼灸の世界には全くと言っていいほど、骨格系についての知識が蓄積されていないの

が実情です。

　半身症候鍼灸法における骨格系の検査では、チューニング法さえきちんと行っていれば、筋肉反射テストによって非常に高い精度の検査ができます。その際、個々の椎骨の問題のほか、脊椎の側弯検査も重要です。一見正常な背骨に見えても、左右の重心の片寄りからわずかな側弯が存在します。ここではそれを「Ｓ字側弯パターン」あるいは「逆Ｓ字側弯パターン」として診断します。

施術手順4【骨格系の検査】
①脊椎に沿って指を移動させていく触診の方法によって、脊椎の全体的な歪みの状態を大きくとらえる。
②歪みのパターンには「Ｓ字側弯パターン」と「逆Ｓ字側弯パターン」がある。（個々の椎骨の歪みの検査については104ページを参照）

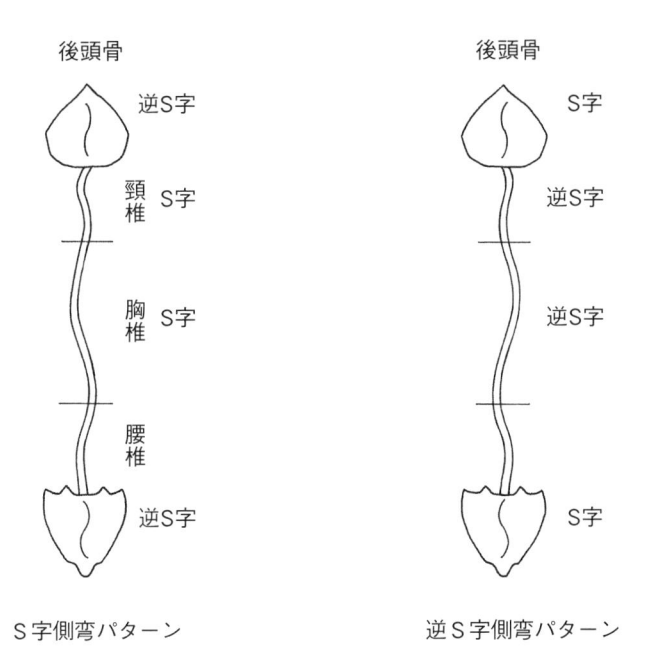

Ｓ字側弯パターン	逆Ｓ字側弯パターン
後頭骨：逆Ｓ字　頸椎：Ｓ字　胸椎：Ｓ字　腰椎：逆Ｓ字	後頭骨：Ｓ字　頸椎：逆Ｓ字　胸椎：逆Ｓ字　腰椎：Ｓ字

半身症候鍼灸法の施術の流れ③
症状箇所の検査と原因の追究

◆症状の直接的な原因を調べる

　基本的な検査が済んだ段階で問診に移りますが、すでに全身の精査が終わっているので、発症時期や現在の状態などポイントを絞りながら進めていきます。なお、半身症候鍼灸法の熟練者は、ときに、問診前の時点で患者の症状をすべて指摘してしまうこともあります。

　問診の後、患者の訴える症状箇所やその関連箇所について、さらに詳細な検査を行います。例えば、頭部・脊椎の打撲については、長年にわたる全身的慢性疾患の重大な原因となるので幼少時にさかのぼって調べます。

施術手順5【症状箇所の検査】
①症状を訴える箇所にＴＬして筋肉反射テストを行い、異常箇所を正確に特定する。
②微細骨折や感染などの検査を行い、症状の直接的な原因を特定する。

◆症状の原因を追究していく

　症状箇所の状態を確認したら、次にそのメジャー（原因）を探ります。
　多くの場合、症状を起こしている箇所を支配している神経が脊髄に合流する部分の椎骨（背骨を構成する個々の骨）に歪みが生じているので、それを念頭に入れつつ、2点ＴＬによってメジャーを探っていきます。なお、半身症候鍼灸法における最終メジャーは、脳戸か左右の天柱、いずれか1〜2穴です。

施術手順6【メジャー（原因）の追求診断】
①2点ＴＬと筋肉反射テストによって症状箇所と関係する椎骨・神経などを特定する。

②さらに、①で特定された異常を引き起こしている原因を2点ＴＬと筋肉反射テストによって特定する。

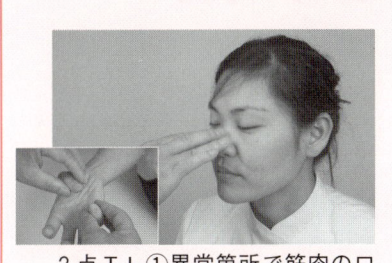

2点ＴＬ①異常箇所で筋肉のロックが外れる

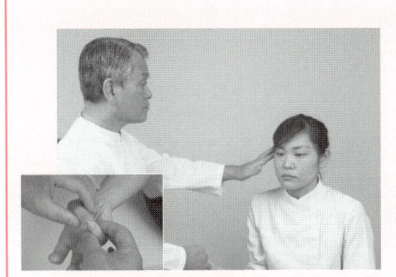

2点ＴＬ②異常箇所に触れた後に原因箇所に触れると筋肉がロックする

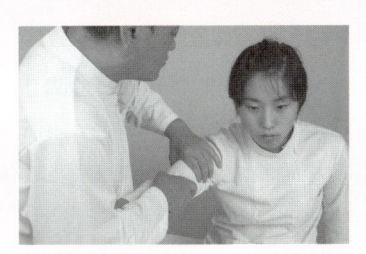

微細骨折の検査

第4章　治療の原点に迫る半身症候鍼灸法　173

半身症候鍼灸法の施術の流れ④
半身症候カテゴリー診断

◆正しい触れ方が検査精度を高める

　一通りの検査が終わった段階で、刺鍼する（鍼を刺す）ツボを最終的に決定するために半身症候カテゴリーを診断します。

　各半身症候のエリア別にＴＬして筋肉反射テストで検査しますが、そのときに重要なのは患者の体への触れ方です。103ページでも述べたように、同じＴＬでもその触れ方によって検査対象となる体の層が異なってくるのです。例えば、指や手の平で触れた場合には体の浅い層を、指先を立てて触れた場合には体の深い層にＴＬしたことになります。また、強い力で触れた場合には体の浅い層、軽い力で触れた場合には深い層にＴＬしたことになるのです。

　これは、強い力を用いると体が防御反応を起こすために、その刺激が負荷として深いところまで入っていかないということです。少数穴治療のところで説明したように、ささやくような微弱な刺激だけが全身に影響を及ぼせるのです。触診では指導者でも、その多くが強過ぎています。

　半身症候カテゴリー診断の際に最も重要なのがこの力加減であり、ここを雑に行ってしまうと正確な診断結果が出せず、結果としてどのような治療法であっても治療効果が期待できません。

施術手順7【半身症候カテゴリー診断】
①右半身症候・中心症候・左半身症候の3つのエリアにおいて、体の前後を頭部〜上胸部〜腹部という順番で手の平を用いてＴＬする。このとき、患者の体に触れるか触れないかという程度の軽い接触を心がけ、すばやく「スッ、スッ、スッ」という感じで連続して触れるようにする。
②ＴＬした直後に筋肉反射テスト（通常は治療者自身の筋肉によるＴＲテスト）を行う。筋肉のロックが外れたエリアがそのまま半身症候カテ

ゴリーとなる。例えば、右半身症候エリアをＴＬした直後のテストで筋肉のロックが外れたなら、その患者は右半身症候である。

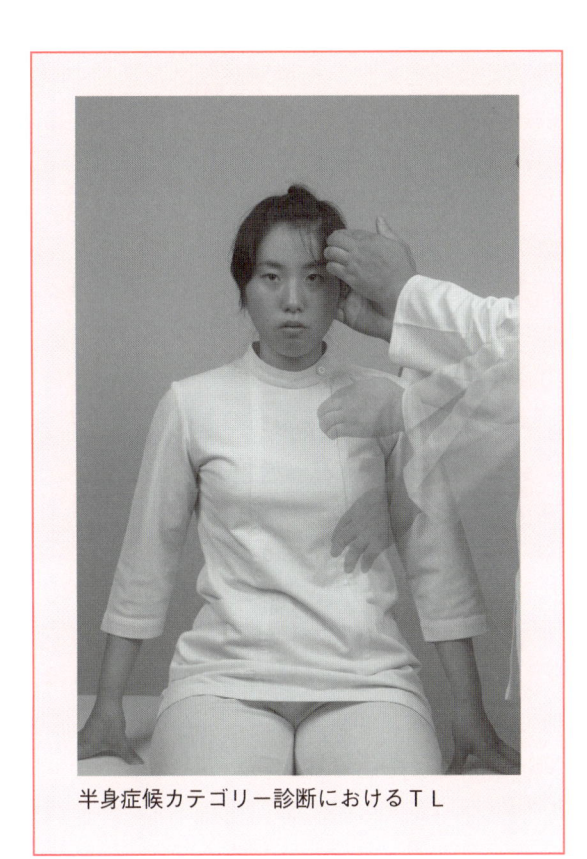

半身症候カテゴリー診断におけるＴＬ

半身症候鍼灸法の施術の流れ⑤
ツボの選定と刺鍼

◆繊細な指の感覚が正しいツボへ導く

　半身症候カテゴリーが決定すると、それに伴って治療すべきツボも決まります。右半身症候は右天柱、左半身症候は左天柱、中心症候は脳戸です。複数の症候の組み合わせの場合は、それぞれに対応するツボを組み合わせて1～2箇所のツボが選定されます。

　ここで注意してほしいのは、半身症候鍼灸法における「天柱」「脳戸」は、一般的な鍼灸でいわれるツボとは異なるという点です。ツボの名前はおおよその位置を示すために便宜的に用いているだけで、鍼を刺すべき箇所は最終的に個々の患者の体で探す必要があります。本来、ツボとはその人の体が鍼による働きかけを必要としている、全身が正常化する反応点であり、あらかじめ場所が定められた機械のボタンのような存在ではないのです。

　半身症候鍼灸法に熟練した治療者の場合、治療すべきツボの近くに指を向けると、体が鍼を呼び込んでいる箇所を感覚的にとらえることができます。それは湯船の栓を抜いたときにできる渦に手を浸している感覚にも似ていますが、かなりの経験を積まないとそれだけではツボの位置に確信が持てないため、初めのうちは筋肉反射テストを併用してツボの選定を行うことになります。便宜上ツボと呼んでいますが、本当は全身の機能低下組織に対する反応点です。

　ツボに刺鍼（鍼を刺すこと）する際には最も細い0番鍼を用い、深さは切皮（皮膚に少し刺さる）程度、経絡の流れの方向へ鍼先を向けて刺入します。2ヵ所のツボに刺鍼する場合でも、刺鍼する順番は特にありません。

施術手順8【ツボの選定と刺鍼】

①人差し指か中指の先をツボの周辺にかざして感覚的にツボを探索する。
②２点ＴＬでそのツボを確認する。施術手順７で求めた半身症候カテゴリー側にＴＬした後、ツボにＴＬして筋肉反射テストを行ったときに筋肉のロックが確認できたら、その箇所が刺鍼すべきツボである。
③選定されたツボに刺鍼する。

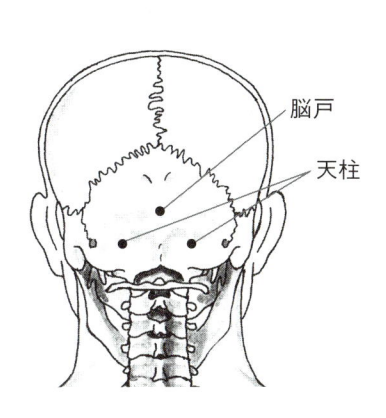

指の感覚によるツボの探索

天柱・脳戸の位置

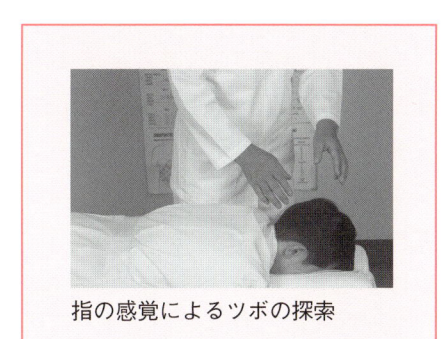

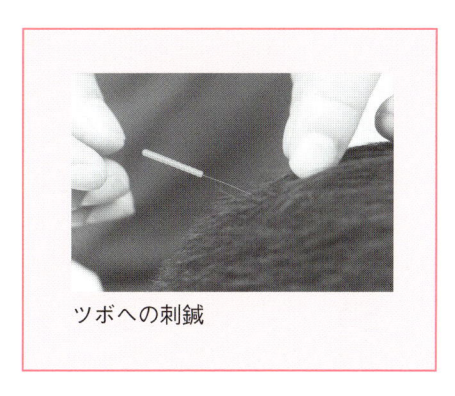

ツボへの刺鍼

半身症候鍼灸法の施術の流れ⑥
治療中・治療後の検査

◆鍼を刺した直後に全身の変化を確認する

　正しいツボに刺鍼すると患者の体は即座に変化しはじめるので、治療者はこのときに神経を集中して患者の変化を観察します。正しいツボに刺鍼されていれば、背中の後弯（猫背）が平らになってきて、背中の筋肉のこわばり、あるいは弛緩も解消されてくるはずです。

　また、血液循環が改善するので、顔に軽い発汗が起こって皮膚が潤い、全身の筋肉に適度な弾力が戻ります。このとき、患者自身は手足の温感を感じているはずです。従って、体の冷えを取る目的での灸は全く不要です。さらに、それに伴って水分代謝が良くなるため、ムクミが取れて全身が締まり、シャツやズボンにシワができたように見えます。なお、正確な高度の治療が行われたなら必ず顔・頭部が小さく締まります。

　刺鍼前後にナクラステストなどの整形外科的検査を行うと、鍼をした前後で明確な違いが確認されます。これは、全身の靱帯が締まり、筋肉に弾力がでてきた結果としての変化です。

　正常な組織の目安は「温・弾・柔・締」です。手足や内臓が温かく弾力があり、筋肉が柔らかく、全身がほどよく締まっている状態になっていなければ正しい治療がされていないのです。半身症候鍼灸法の治療では、全身が確実にそのように調整されていきますが、そのとき、検査・診断したすべての箇所でも確実な変化が起きています。

施術手順9【治療中・治療後の検査】
①刺鍼の前に軽い力でナクラステストを行い、ヒザが楽に曲がる範囲を確認する。また、背中の筋肉の状態も触診しておく。
②刺鍼後、ナクラステスト、背中の筋肉の触診、そのほかの望診を行い、患者の体にじゅうぶんな変化があったことを確認してから抜鍼する。通

常は30秒以内の置鍼でじゅうぶんである。もともとのナクラステストは痛みをみるものだが、関節の可動性をチェックする。
③抜鍼後、異常のあった箇所を筋肉反射テストで確認していき、すべての異常反応が消失していることを確認する。また、各種の触診や望診も用いてその改善を患者とともに確認する。

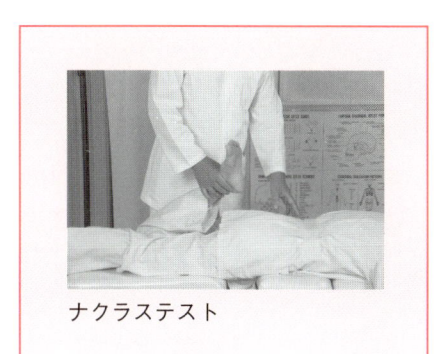

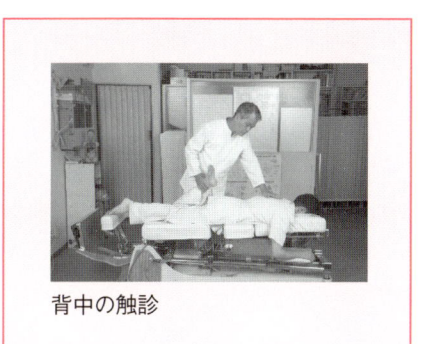

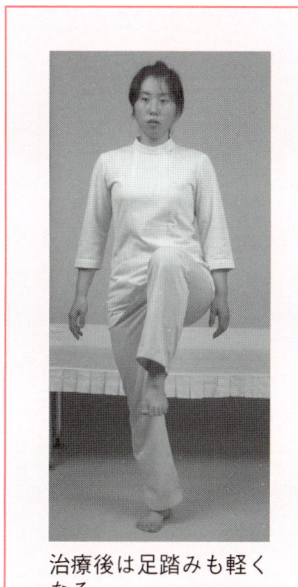

ナクラステスト

背中の触診

治療後は足踏みも軽くなる

極めれば医療的透視法や遠隔治療も可能

◆空間診断は医療的透視法の入り口となる

　半身症候鍼灸法の検査では、治療者の感覚が研ぎ澄まされてその検査がより精緻になるほどに治療者自身の気（エネルギー）が患者へ与える影響を排除する必要性に迫られます。そこで結果的に、離れた位置から治療者の筋肉を用いたＴＲテストによって検査と診断を行うことになるのです。
　これは患者と空間をへだてて行われる検査・診断なので「空間診断」と呼ばれ、その先にある「医療的透視法」の入り口となります。
　半身症候鍼灸法の治療に熟達すると、患者の体に手を近づけただけでその箇所の正常／異常を判別できますが、そこに空間診断が加わると2メートルほど離れたところから患者の体に触れることなく、異常箇所の状態や骨格の歪みを捉えられるようになるのです。これが、医療的透視法の初歩の段階です。
　一般の鍼灸師でも手の感覚が鋭敏であれば、異常箇所に触れたり手をかざしたりしたときに、わずかなピリピリとしたような感じや独特の熱感・冷感を覚えた経験があるはずです。医療的透視法はその延長線上にありますが、この感覚の習得は、感覚を極限まで研ぎ澄ませうる半身症候鍼灸法及び律動法の実践の積み重ねにより可能となります。
　この医療的透視法は、触覚と視覚が融合した「触視覚」とでもいうべき感覚によって体内のあらゆる箇所を精査する検査法です。気功師などが行う、手の感覚による患部の探知と同様に思うかもしれませんが、病院で用いられているＣＴスキャンやＭＲＩと同等以上の検査精度を持つという点で、従来の気功的な検査法とは全く一線を画しているといえます。半身症候鍼灸法及び律動法研究会でも、この透視法と空間診断を習得した会員は約20人に達しています。

◆澄み切った心境で取り組むことが重要

　空間診断と医療的透視法ができるようになると、距離を隔てた遠隔治療も可能となります。半身症候鍼灸法では、治療者と患者との距離が2メートルでも2000キロメートルでも、全く同じように治療できるのです。事実、日本全国から、そして海外からも毎日遠隔治療の依頼があります。その多くはＩＣＵ（集中治療室）患者や難病患者、あるいは重傷を負ったために病院から出ることのできないケースですが、わたしの治療室ではいずれの症例でも確実な成果を上げています。

　遠隔治療の習得の鍵は患者の体をイメージすることにありますが、単なる想像ではなく、医療的透視法における触視覚で明瞭に捉えることのできるイメージ像でなければ、正確な検査・診断・治療はできません。

　また、その治療では気によって作った鍼「気鍼」を刺しますが、気鍼を正しく作るには気の感覚をマスターしていることが必要です。なお、律動法の遠隔治療では気による腰椎5番の律動調整になります。

　空間診断、医療的透視法、遠隔治療──これらの技術は患者の体に触れることがないため、治療者自身の治療に対する意識が重要です。曇りのない澄み切った心境とエネルギーで患者に対することが習得の秘訣だといえるでしょう。

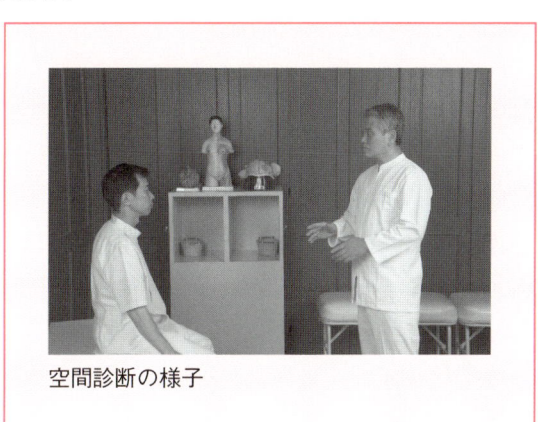

空間診断の様子

従来の鍼灸法への応用①
チューニング法

◆治療法の種類を問わず有益な技法

　半身症候鍼灸法で用いている検査法は、従来の鍼灸法にもそのまま活用できます。特にチューニング法については筋肉反射テストだけでなく、すべての検査法の精度を高めるという点であらゆる治療者に推奨できるでしょう。

　チューニング法を励行することで、心身のエネルギーの曇りが拭い去られて感覚が研ぎ澄まされるため検査・診断に間違いがなくなり、また、治療者の気（エネルギー）が澄んだものに変化していくに伴い、治療効果ならびに体の感覚能力が飛躍的に向上していきます。

　検査・診断に確信のもてない治療者や、痛み取りに終始する治療を脱却したい治療者は、現在行っている治療法にこのチューニング法を加えるだけでも治療の手ごたえが変わってくるのを実感できるはずです。

　なお、チューニング法に先立ち、治療者・患者ともに金属ベルトの腕時計・金属のブレスレット・ネックレス、ピアスなどを外すことも重要です。微弱な生体電流が流れている手や首の周囲に金属を巻くと、磁場が生じて脳の萎縮反応や神経系の乱れを起こして正確な検査ができなくなるからです。

　脈診を行う鍼灸師は、金属ベルトの腕時計をつけた場合と外した場合で脈を比較してみるとその違いに驚くはずです。磁気治療器やチタンテープなどにも同様の悪影響があるので試してみてください。

　鍼灸の古典が書かれた時代には考えられなかった要因が正確な検査を妨げているというこの事実に目を向けて正しい対策を施せば、従来の鍼灸法であっても、かなりのところまで治療成果を上げることができます。

◆チューニング法のやり方

　チューニング法の前後にはスイッチングの検査を行って、スイッチングがなくなったことを必ずチェックします。ここで改めてチューニング法のやり方を説明しておきましょう。

【治療者自身によるチューニング法】
①利き手を自然に開き、指先を体から2～3センチ離した位置で上胸部へ向けてかざす。親指は正中線から4～5センチ右側（左利きの場合は左側）、ほかの四指は正中線から4～5センチ左側（左利きの場合は右側）にくるようにする。
②そのまま手を下腹部まで4～5秒かけて移動し、動きの終点で１～2秒休止する。このとき、手は最後のところで自然とすぼまっていく感じになる。指先がなぞる（擦過する）ラインは鍼灸における胃経のラインとほぼ重なるが、胃経の流れを特別意識する必要はない。感覚が鋭くなってくると、足部まで気が通る感覚がある。
③上記を2回ほど行う。

【患者へのチューニング法】
①精神的な圧迫感を与えないために患者の横に立って、上記のチューニング法を行う。

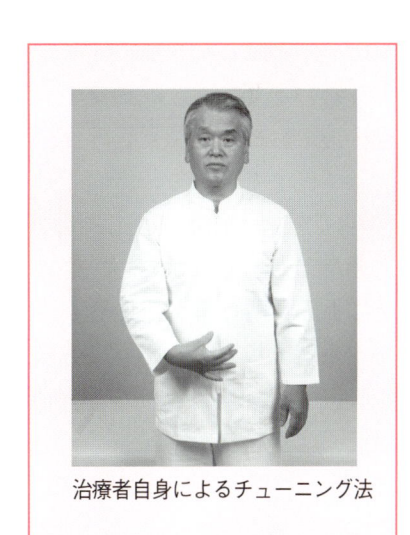

治療者自身によるチューニング法

従来の鍼灸法への応用②
経絡診断

◆経絡の異常を明瞭に知ることができる

　人体を巡る気の通り道のことを鍼灸では経絡と呼んでいます。その経絡の状態を診断する脈診では、左右の手首の6箇所のポイントで脈の状態を診ていますが、治療者（検者）の主観に左右されるところが少なくありません。そのため、習得も難しいとされています。

　そこで、半身症候鍼灸法の検査法を応用した脈診法をここで紹介しましょう。これは、従来の脈診と異なり、正常／異常が明瞭に表れるという点で画期的なものです。

　なお、この診断では虚（経絡に気が不足している状態）と実（経絡に気が過剰に充満している状態）の診断については省略しています。虚・実の診断よりも、異常を起こしている経絡の診断が最重要なので、脈の状態を通して虚・実を判断することについては個々人の方法にまかせます。

　ただ、わたしの経験からは、治療すべき経絡さえ合っていれば虚・実の存在があったとしても、患者の体自体が鍼刺激に対応して、自らの虚・実に合わせた調整を行っていると考えています。

【半身症候鍼灸法を応用した脈診】
①通常の脈診の位置へやや垂直に指を当て、脈の状態をすばやく捉える。その脈の状態を基準として、その後の脈と比較することになる。
②治療者は片方の手の指先を検査する経絡へかざし、皮膚から約1センチの位置で経絡の流れの方向に動かす。黒板に直線を引く程度の速さを目安に。
③直後（5秒以内）、再び患者の脈の状態を診る。脈に変化がなければ、その経絡はあるべき方向へ滞りなく気が流れているということになり

「正常」となる。逆に、脈に変化が生じた場合は「異常」となる。
④ほかの経絡についても①〜③の手順で調べていく。
⑤すべての経絡について検査が終了したら、ほかの経絡診断の方法で裏付けを取っておく。
⑥治療後、同様の脈診を行うと、正しい治療であった場合はすべての経絡において脈の変化はなく、基準脈自体も最初より良い脈になっているはずである。この方法で各鍼灸師が常用する脈診の検証も可能である。

　脈診の代わりにＴＲテストを用いることで、正常／異常の判断はさらに容易となります（脈診法と筋肉反射テスト法のいずれの方法も『医道の日本』誌平成5年4月号に報告）。
　ＴＲテストによる経絡診断では、筋肉がロックした場合を正常、ロックが外れた場合を異常と見なして、同様の検査を行います。

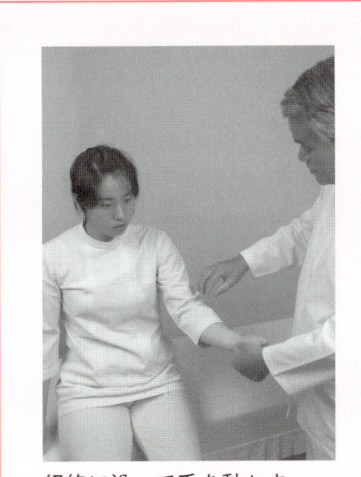

経絡に沿って手を動かす

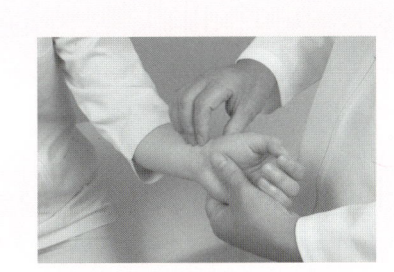

5秒以内に脈を診る

第4章　治療の原点に迫る半身症候鍼灸法

従来の鍼灸法への応用③
選穴法

◆正確な場所・方向・角度・深さまで分かる

　選穴とは刺鍼すべきツボを選定することを指す言葉です。従来の鍼灸法において、選穴は鍼灸理論と手の感覚を頼りにして行われてきましたが、刺鍼した後に起こる効果を事前に知ることはできませんでした。つまり、鍼を刺してみないことには、良くなるかどうか分からなかったのです。

　しかし、半身症候鍼灸法の検査法を応用した選穴法では、患者が訴える症状箇所や治療者が発見した異常箇所に確実に効果を上げられるツボを事前に知ることができます。しかも、単にツボの位置だけでなく、最高の治療効果を得るために、鍼を刺すべき方向・角度・深さまでも正確に分かるのです。

　完璧な刺鍼をしたいと願う鍼灸師にとって、この選穴法は心強い味方となってくれるでしょう。

【半身症候鍼灸法を応用した選穴法】
①治療者（検者）の手を異常箇所と思われる場所にＴＬしてＴＲテストを行う。そこに異常があれば筋肉のロックは外れる。
②異常反応として筋肉のロックが外れた状態のまま、治療穴（治療すべきツボ）と考えられる箇所に、４本の指の腹でＴＬして再びＴＲテストを行う。筋肉が再びロックしたなら、今ＴＬした箇所に治療穴が存在するということになる。
③ＴＬする指を中指あるいは示指頭に換えて同様のＴＲテストを行い、より狭い範囲に場所を絞り込む。そして、ある程度絞り込んだところで、提鍼（先の尖っていない鍼）によるＴＬでさらにポイントを絞り込んでいく。

④一点に絞り込んだ段階で、提鍼の方向や角度を変えて、そのそれぞれについてTRテストの反応を調べる。異常箇所にTLしてロックが外れた筋肉が、再びしっかりとロックした位置が最適の鍼の方向・角度ということになる。
⑤刺鍼（鍼を刺すこと）の深さについては、実際に刺鍼しながらTRテストが反応する位置を探る。

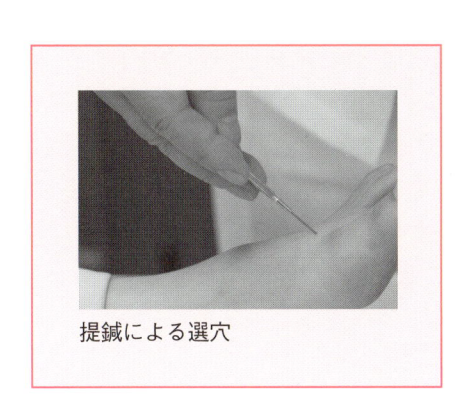

提鍼による選穴

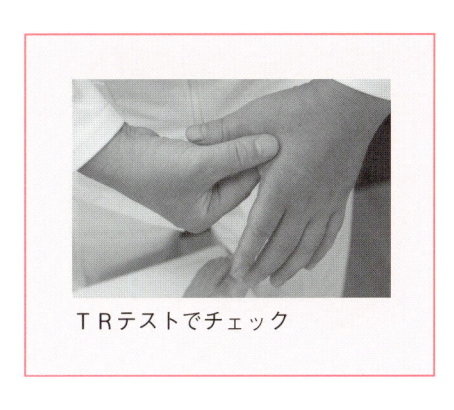

TRテストでチェック

第4章 治療の原点に迫る半身症候鍼灸法

半身症候鍼灸法の治療例①

◆婦人科系の疾患

　それでは、半身症候鍼灸法の実際の治療例をここで紹介しましょう。病院やほかの治療院で成果が出なかった患者に対しての効果の事実が、この新しい鍼灸法の価値を証明しています。

【症例1】M・Kさん　女性64歳　パーキンソン病
　平成17年3月、パーキンソン病発症。乳がん（左）の手術をしている。19年前から高血圧のため降圧剤を内服。
（初診）平成17年6月8日
　左乳腺、左肺下葉、右全肺、横隔膜、中部胸髄などに結核菌の反応。選穴は両天柱。治療後、手足の震えが3分の2ほどに弱くなる。
（2回目）6月15日
　治療前の時点で手の震えがほとんどない。選穴は両天柱。治療後は歩行停止がピタッとできるようになる。
（3回目）6月22日
　選穴は脳戸。治療後、表情が普通に変わった。
（7回目）8月3日
　周囲の人から「能面のようだった顔が普通になった」と言われるようになったと言う。笑顔も作れるようになった。選穴は脳戸。
（8回目）9月6日
　パーキンソン病の鑑別法として、病院において立った状態で膝関節を押されたがしっかりとしていた。驚いた医師が「薬だけじゃないでしょう？」と聞いてきたという。選穴は両天柱。

【症例2】 A・Yさん　女性29歳　無月経・動悸
　1センチほどの下垂体腫瘍によって無月経となっているとのこと。
(初診) 平成13年11月3日
　下垂体、子宮、両卵巣、脊髄、大動脈弁、左の冠動脈にカンジダ菌の反応。選穴は脳戸。
(5回目) 12月22日
　下垂体腫瘍が1センチ以下になっていたとのこと。選穴は右天柱。
(33回目) 平成15年7月6日
　下垂体腫瘍が小さくなり、医師から「薬が効いたのかな」と言われたとのこと。ただし、本人によると処方された薬は服用していないという。選穴は脳戸。
(35回目) 8月23日
　月経が再開したとのこと。選穴は脳戸。

【症例3】 N・Nさん　女性49歳　腰痛・子宮筋腫・月経痛
(初診) 平成16年5月31日
　仙髄、腰髄、右肺、右卵巣、回腸、上行結腸、大腰筋に結核菌の反応。選穴は左天柱。
(5回目) 7月26日
　髪に弾力がついてボリュームが出てきたとのこと。選穴は脳戸。
(20回目) 平成18年2月8日
　病院での子宮筋腫の検査で筋腫の存在が確認できず、担当医師は「こんなこと…まれにしか…」と言いかけて、その後の言葉を打ち消していたという。選穴は右天柱。

　ここに挙げた例のような、発見されにくい全身性の感染が土台になって起きる婦人科系疾患は、病院医療、東洋医学を問わず大変手こずる疾患ですが、半身症候鍼灸法では得意疾患の1つとなっています。

第4章　治療の原点に迫る半身症候鍼灸法

半身症候鍼灸法の治療例②

◆生活習慣病・整形外科疾患

　多くの患者が悩んでいる生活習慣病や整形外科疾患の数々に対しても、半身症候鍼灸法は目覚ましい成果を上げています。通常の整形外科病院では特定不可能な原因についても明瞭に検査できるという点が、治療効果の決定的な差になっているといえるでしょう。

【症例4】M・Iさん　男性54歳　脳梗塞
　平成14年1月に病院のMRI検査によって脳梗塞と診断。脳内動脈瘤の影響で視力低下を起こしている。道路を歩行中に人の顔が見えないので不安で、自転車の急な飛び出しなども怖いという。
（初診）平成14年2月18日
　右眼動脈瘤、右周脳梁動脈の梗塞と判明。右脳、右眼球、右内耳神経が白癬菌に反応。治療後は視力がかなり良くなった。選穴は脳戸。
（3回目）2月25日
　治療前、1.8メートルの位置でもまったく判別できなかった3メートル用の視力表が、治療後は3メートルの位置で0.1の段を読むことができた。選穴は脳戸。
（43回目）7月22日
　最近は眼鏡なしで車を運転していて、この日も首都高速道路を通ってきたと言う。選穴は右天柱と脳戸。

【症例5】M・Iさん　男性69歳　膝関節炎・加齢性黄斑変性症
（初診）平成18年3月28日
　選穴は脳戸。治療後、視野狭窄50パーセントであったものが、25パーセントに縮小。

(4回目）4月18日
　両肺、横隔膜、脊髄、右坐骨神経、腰椎3・4番の腰髄腫瘍の箇所に結核菌の反応。選穴は右天柱。視野はさらに改善し、ヒザも良くなっている。

【症例6】H・Tさん　男性39歳　頸椎椎間板ヘルニア
　バイク事故によって頸椎椎間板ヘルニアに。ネフローゼ症候群、腰痛、肩コリ、頭痛なども併発している。
（初診）平成18年3月27日
　頸椎5・6番椎間板の中心性ヘルニアと診断。選穴は脳戸。
（2回目）4月3日
　選穴は右天柱。治療後、左右の手指の筋力（絶対筋力）は完全に強い状態となり、頸椎の可動域（動く範囲）も完全に正常となる。「頸椎ヘルニア完治」と判断される。

【症例7】M・Sさん　女性68歳　両膝変形性関節症
　膝関節が変形して関節の間隔がなくなっているとのこと。中国・蘭州在住のため、横浜の周気堂治療室から3000キロメートル近い距離を隔てての遠隔治療となった。
（初診）平成17年8月27日
　選穴は左天柱。気鍼にて刺鍼を行う。
（4回目）9月10日
　治療前に「だいぶ楽になった、信じられないくらい。今日もお願いするように」と家族に電話があったという。両下肢、腰髄、右肺、脳幹にMRSA（メチシリン耐性黄色ブドウ球菌）の反応。選穴は両天柱。
＊その後、来日して受診。改めてMRSAの反応を確認した。

半身症候鍼灸法の治療例③

◆子ども・ペットの治療

　半身症候鍼灸法では、気鍼の技術を用いることで乳幼児やペットへの治療も可能です。また、「鍼が怖い」という人でも安心して受けられます。うつ病等の神経症患者の多くが鍼への恐怖心で鍼灸治療を避けてきたことを鍼灸師は知る必要があります。

【症例8】M・Iさん　女性5歳　先天的弱視、強度の乱視と遠視
　両眼の「逆さまつげ」が角膜を傷つけているため、病院から手術を勧められているという。
（初診）平成17年9月27日
　脳幹、後頭葉、マイヤーのループ、膝状体、視神経、眼球、内耳神経、鼻、右肺、右横隔膜、腎臓に結核菌の反応。選穴は脳戸。
（7回目）11月8日
　眼をかかなくなり、二重まぶたになったとのこと。選穴は左天柱と脳戸。
（12回目）平成18年3月1日
　定期健診で両眼視力が1.2となり、手術の必要がないと言われたという。

【症例9】R・Tさん　女性14歳　側弯症・アトピー性皮膚炎
　来院の少し前から側弯が急に進行し、中程度の側弯症となっている。
（初診）平成17年12月4日
　アダムステスト（側弯症の鑑別検査）強度な陽性。アトピーは眼の周囲とヒジ周辺に強い。顔面、全脳、内耳神経、眼球、鼻粘膜、唇、左肺、左横隔膜にカンジダ菌の反応。選穴は脳戸。治療後、顔面の赤みが明瞭に引いてきた。アダムステストも改善。

（4回目）平成18年1月7日
　選穴は脳戸。治療後にアダムステストがほぼ正常となる。
（10回目）6月3日
　治療前の時点でアダムステストが完全に正常。皮膚の状態も正常であった。選穴は右天柱。

【症例10】犬　オス1歳9ヵ月　先天的左足脱臼
　治療は約50キロメートルを隔てた遠隔治療によって行われた。
（初診）平成17年9月7日
　両天柱へ気鍼を行った。
（3回目）10月25日
　嫌がらずに散歩に行くようになり、ほかの犬とも遊んでいると言う。選穴は右天柱の気鍼。
（4回目）11月9日
　脱臼が治り、遠くまで歩けるようになったとのこと。選穴は右天柱。

【症例11】田中公幸医師　男性　68歳
　ブラジル在住。30数年前、飛行機事故で右肺3分の1切除。内臓打撲。頸椎狭窄の手術失敗による左半身麻痺の後遺症がある。横浜・ブラジル間の気鍼での遠隔治療2回後に、左足関節外方に90度曲がっていたのが真っ直ぐ前方に向けて歩けた、8回目の気鍼の治療後杖無しで歩けるようになったと電話があった。

　現在手元にあるデータによると、平成11年11月29日～18年8月30日までの間に治療した延べ6万6541人の患者のすべてに半身症候カテゴリーの異常が見られ、いずれも1～2ヵ所のツボへの鍼、または気鍼のみで治療をしたということが分かります。
　つまり、病気や症状の種類を問わず、すべての患者に対して半身症候鍼灸法を適用できるということです。

半身症候鍼灸法Q&A

◆10分以内の治療で半永久的な効果が

　半身症候鍼灸法を学びたいと考えている方のために、セミナーで聞かれることの多い質問について、ここで紹介しておきましょう。

【Q1】ほかの鍼灸法とどこが違いますか？
　診断対象である人体を「みずみずしい生体」としてとらえ、従来の鍼灸法が見落としてきた多くの治療上重要な問題を知ることができます。
　具体的には、全身の正常／異常の判定、そして全身性感染症や微細骨折などの検査・診断法に特徴があり、ほかの鍼灸法と違って全身すべての組織の障害を治療対象として回復へ向けた変化を起こせます。

【Q2】治療時間はどれくらいですか？
　確実に基本をマスターした段階で、患者1人あたりの治療時間は10分以内です。このわずかな時間内で、骨格、内臓、内分泌器官、筋肉、脳、脊髄に至る人体すべての器官・組織を検査・診断して治療できます。対症療法的な技術は一切用いません。茂木 昭の治療では5～6分です。

【Q3】治療効果はどれくらい持続しますか？
　いったん治療した患者は治癒力と基本的体力が向上していくので、一年後に来院した場合でも、さらに回復した状態となっています。

【Q4】神経症・精神障害にも治療効果はありますか
　うつ病程度の各種神経症では高い治癒率を上げています。統合失調症・精神病などの疾患については難しいところもありますが、精神疾患は基本的に脳の疾患なので、各種の画像診断と症状分類でしか診断でき

ない病院医療と比べて、微細な脳の検査・診断に特徴がある半身症候鍼灸法では非常に高い効果を上げています。気鍼を使えることも特徴です。

【Q5】歯科医ですが、歯科にも活用できますか？

X線で診断できない多くの障害が、TRテストによって精緻に正常／異常を判別できるので、全身との関連において、顎関節・噛み合わせの正しい診断と治療も的確かつ短時間で行えます。実際、半身症候鍼灸法をマスターした歯科医の方々は素晴らしい治療成果を上げています。

【Q6】だれでも半身症候鍼灸法の治療ができますか？

鍼灸学校の学生専門に指導していたときでも、大部分の参加者がほかの鍼灸法には見られない高い効果を上げていました。高度な治療法であるためだれでも無条件に修得できるとは約束できませんが、精密な診断・治療理論に基づいているので治療に対する真摯な姿勢さえあれば、検査・診断の技量の向上に伴って確実に修得していけます。

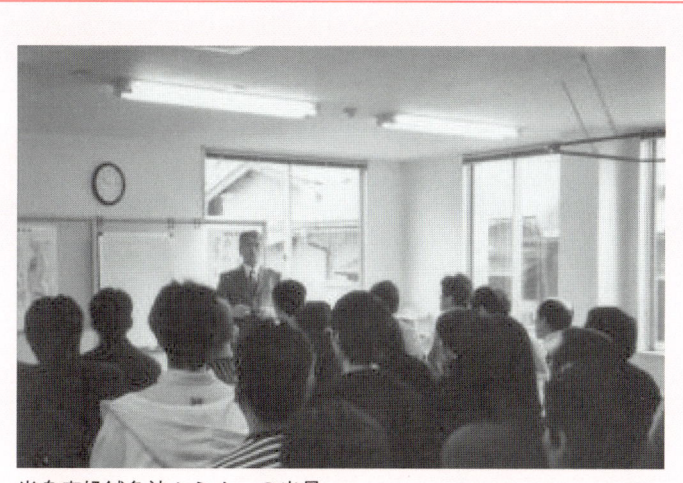

半身症候鍼灸法セミナーの光景

講習会の案内

　わたしの主宰する律動法研究会・半身症候鍼灸法研究会では、律動法ならびに半身症候鍼灸法の講習会を開催しています。これらの講習会は主に医療有資格者（鍼灸師・柔道整復師など）を対象としたものであり、基礎コースから順に進んでいくことで、真摯な姿勢の持ち主であれば律動法・半身症候鍼灸法をマスターできるように構成されています。

　詳細については、下記住所に資料を請求するか、インターネットのＨＰを参照してください。

一般社団法人・律動法協会　半身症候鍼灸法研究会、律動法研究会
〒223-0065　横浜市港北区高田東1-24-1
FAX 045-531-2729
http://www.hanshoshin.com　http://www.ritsudou.com

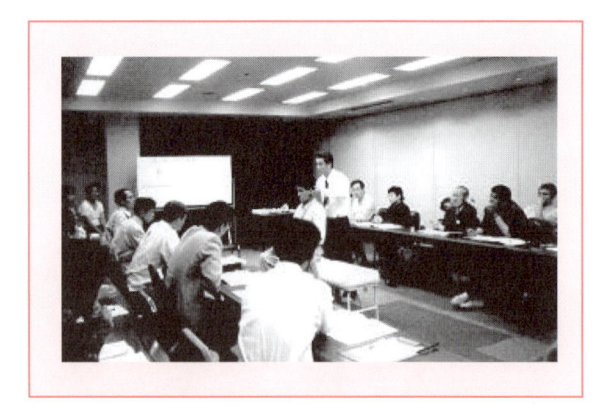

第5章

生命のゆらぎを整える律動法

生きている人体は常にゆらいでいる
律動法は生命のゆらぎを整える治療法
「止まった骨」と「動く骨」の違い
筋肉反射テストによるリスティングの検査
頭蓋骨と脳の検査
微細モーションパルペーションについて
骨盤症候カテゴリーと半身症候
骨盤症候カテゴリー診断の方法
律動法の最終メジャーは腰椎5番
腰椎5番の律動調整
律動法の施術の流れ①②③④
カイロプラクティックへの応用
律動法の臨床例①②③
律動法Q＆A
『限界のない鍼灸治療』
高度医療を追求する鍼灸師に向けて
脊柱の変位と側弯のパターン理論

生きている人体は常にゆらいでいる

◆背骨はコースロープのようなもの

　律動法は骨格を重視する治療法です。骨格を通して全身に働きかける治療法としてカイロプラクティックやオステオパシーなどがよく知られていますが、律動法では骨格についてのとらえ方がそれらとは異なります。それは「骨は常に動いている」という視点です。

　そもそも、わたしたちの体の中で動いていないものは何ひとつありません。心臓の拍動と呼吸、リンパの流れや内臓のぜん動など、体内ではさまざまな動きが常に起きているので、じっと動かずにいるときでも全身が微細にゆらいでいるのです。人間だけでなく、生命(いのち)あるものはすべてゆらいでいるといえるでしょう。

　律動法では、その微細なゆらぎを骨の動きとしてとらえています。必ず先にチューニングを済ませてから静かな気持ちで手を骨に触れて感覚を研ぎ澄ませていくと、背骨の場合は、プールのコースロープのような動きを知覚できるはずです。これは、正確に言えば、骨のエネルギーの動きなのです。

　骨のゆらぎについては、カイロプラクティックやオステオパシーの一部のテクニックでも認めていますが、それは主に頭蓋骨や仙骨を中心としたものであり、比較的とらえやすい動きにのみ着目したものといえます。そのため、全身の微細なゆらぎを的確にとらえた見方とは異なるかもしれません。

　骨が常に動いているという事実を知覚し、知ることから、あらゆる治療法、健康法、医学の視野が広がるといえるでしょう。

◆生命そのものに触れる

　律動法の治療では、従来の治療法では発見できなかった全身のすべての骨格の微細な動きを対象としているため、治療者は必然的に鋭く研ぎ澄まされた感覚を持つことになります。そしてそれは、人体すべてを異なった視点からとらえ従来の治療法の検査・診断における死角の部分に光を当て、生命(いのち)の未知なる働きを知ることにもつながるのです。

　52ページで述べたように、「治療者の観察が行きわたった部分すべてに治療による変化が起きている」のであれば、骨の動きを通じて体内の微細なゆらぎの状態を検査することで、治療の効果は全身へくまなく行きわたることになります。

　律動法では、そのような骨の動きのことを律動と呼んでおり、手の感覚によって律動に触れることは、患者の生命(いのち)そのものに触れることに等しいとわたしは考えています。

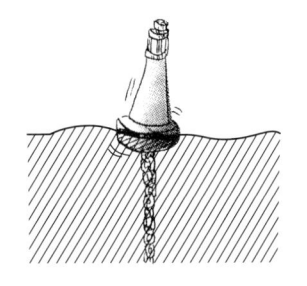

骨は波にゆれるブイのように動いている

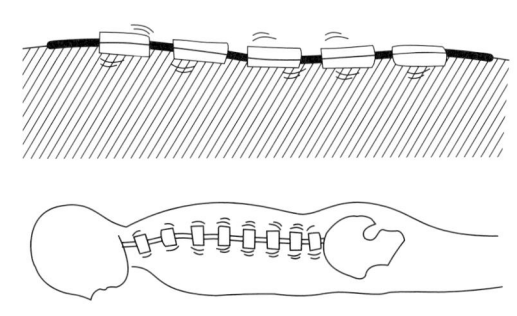

背骨の動きはプールのコースロープの動きに似ている

第5章　生命のゆらぎを整える律動法　199

律動法は生命のゆらぎを整える治療法

◆あらゆる器官・組織を正常にする

　律動法は生命（いのち）そのものの表れである全身の微細なゆらぎ（律動）を腰椎5番という骨を通じて的確にとらえ、その律動を調整することで、背骨と頭蓋骨、そしてそこに収まっている脳と脊髄に正常な働きを取り戻す治療法です。

　さらに、「治療者の観察が行きわたった部分すべてに治療による変化が起きる」という観点から、患部を中心として全身を筋肉反射テストによって精緻に検査することで、あらゆる器官・組織を正常化します。

　特に、治りにくい病気の隠れた原因となっている微細骨折や病原体の感染を検査できることから、ほかのあらゆる治療法とは異質の治療成果を上げることができます。

◆カイロプラクティック、オステオパシーとの違い

　背骨と頭蓋骨を調整して脳と脊髄の正常な働きを取り戻すという点では、カイロプラクティックやオステオパシーといった治療法もまた共通した物の見方に立っているといえます。ただし、それらの一般的手法の多くは骨を静止したものとしてとらえているため、どうしてもそこには、診断上の死角（盲点）が生じてしまい、治療の影響を全身の器官・組織へ確実に及ぼすことができないという見方をします。

　また、その治療の方法自体にも限界があります。スラスト法と呼ばれる瞬間的な強い力で骨を動かす骨格矯正法が多く用いられていますが、律動法の考え方で骨格が歪むメカニズムを考えてみると、この方法ではじゅうぶんな生体の回復をねらえないと見ています。

　体のトラブルがある場合に限らず、疲労時には脳と脊髄が緩んだ影響

で関節を固定している靱帯が緩み、その結果として骨格に歪みが生じる…という説明を思い出してください（44ページ）。これを家で例えると、柱などの骨組み部分の継ぎ目が緩みグラグラとしている状態だといえます。

さらに、この緩んだ関節を固定しようとして周囲の筋肉が硬く緊張すると、それがコリとなって痛みを生じます。しかし、原因はあくまでも緩んだ関節ですから、筋肉をもんでも叩いても一時的な効果であり、原因である脳と脊髄を治さないことには根底からの治癒はありえないのです。コリとは内部の脳・脊髄の補強現象なのです。

一方、「原因は骨の歪みにある」と考えてスラスト法による矯正を試みる場合、すでにグラグラしている関節に強い力をかけるわけですから、そこをよけいに緩ませかねません。このような状況では難治疾患が回復するだけの体力、治癒力の向上は難しいでしょう。

回復力がもともと強い人の場合は、このような治療で痛みをごまかしているうちに自力で自然治癒することもありますが、回復力それ自体を向上させるような治療を行うことが大切ではないでしょうか。

そこで律動法では、腰椎5番の律動（ゆらぎ）の調整によって背骨と頭蓋骨を整え、脳と脊髄の働きを律動現象レベルから正常にします。神経系の働きが正常になることで全身の靱帯は強い締まりを取り戻して関節も円滑な動きを回復し、全骨格の歪みが確実に解消されます。さらに、関節が安定すると靱帯の代わりに頑張って硬くなっていた筋肉の弾力が回復し、痛みもすみやかに消えてしまうのです。

このようにして全身が整うことで血流が改善し、呼吸や心臓のリズム、そして内臓の動きなどもすべて調和的に整い、全身の骨格にもその調和に満ちたゆらぎが伝わります。律動法では、わずか30秒ほどの間に、そのような全身にわたる変化が起きるのです。

「止まった骨」と「動く骨」の違い

◆骨のズレと動きの片寄りはイコール

　もう少し詳しく、従来の治療法との考え方の違いについて説明しておきましょう。

　カイロプラクティックをはじめとする従来の治療法では、これまで、骨格の歪みを静止した状態でとらえてきました。184ページで背骨をプールのコースロープに例えましたが、それらの治療法は、ロープをプールサイドに引き上げた状態の見方をしているといえます。

　ただし、そのこと自体は決して間違いではありません。静止した状態としてとらえた骨格の歪みと、骨の律動の片寄りは、同じ状態を異なる側面から観察した異なる結果なのです。

　例えば、ある椎骨が背部から見て右に回旋した状態でズレているとしましょう。このときに、背中側から棘突起と呼ばれる椎骨の後ろの突起に触れると、背骨の正中線から右にズレた位置に感じられることから、カイロプラクティックでは「ＰＲ（右回旋）」という記号でこの歪みを表しています。

　一方、骨を律動するものとしてとらえ、手の感覚を鋭敏にして同じ椎骨に触れてみると違う世界が見えてきます。そのとき、骨は固定されたものではなく、常に動いているものとして感じられますが、正常な椎骨があらゆる方向へ均等に動いているのに対し、異常な椎骨には動きの片寄りが見られるのです。

　ＰＲの状態にある椎骨で言うと、背中側から棘突起に触れて左右の律動に意識を合わせたときに、右へ片寄りのある左右の動きが感じられることになります。

◆律動リスティングは静止リスティングのメジャー

　カイロプラクティックで用いている骨格の歪みを表す記号は「リスティング」と呼ばれています。

　律動法では、骨格の歪みを静止したものとしてとらえたものを「静止リスティング」、律動の片寄りとしてとらえたものを「律動的リスティング」として区別していますが、この両者の方向性は完全に一致しているので、律動的リスティングの記号にはカイロプラクティックと同じものを流用しています。さきほど挙げた例でいえば、静止リスティングも律動的リスティングも同じ「ＰＲ」なのです。

　ただし、同じリスティングでも治療の方法は異なります。カイロプラクティックでは、ＰＲになっている椎骨を逆方向であるＰＬ（左回旋）の方向へ矯正しますが、たとえその方法で棘突起が正中線上に戻ったとしても、律動的には抵抗の強い動きとなって椎骨は再びＰＲの位置に引き戻されてしまいます。

　その逆に、律動の片寄りを正しく調整すると、静止リスティングにおけるＰＲの状態も解消されて正中線上に安定します。

　つまり、静止リスティングにとって、律動リスティングはメジャー（原因）であるととらえます。レベルの高い脊椎調整には律動調整が必要となる理由がここにあります。

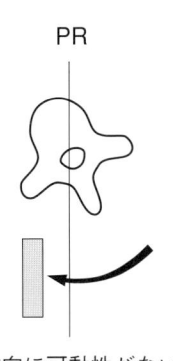

PR　　　　　　　　　　　PR

左方向に可動性がない　　　PRは動きが右に偏っている

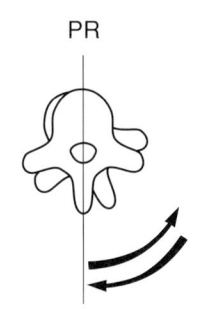

静止リスティングにおけるPR　　律動的リスティングにおけるPR

第5章　生命のゆらぎを整える律動法　203

筋肉反射テストによるリスティングの検査

◆一瞬チャレンジの技法

　104ページで述べた筋肉反射テストにおける「脊椎チャレンジ」について、もう少し詳しく説明しておきましょう。

　脊椎チャレンジでは、個々の椎骨のリスティングを検査するために、骨へ特定の方向の負荷をかけてから筋肉反射テストを行います。例えば、前ページで説明したＰＲ（棘突起が右へ回旋している状態）であれば、棘突起を右へ軽く押すとズレを増すので筋肉のロックが外れ、その逆に左へ軽く押すとズレを減ずるので筋肉はしっかりとロックするのです。

　同様の方法で、前後・上下・左右の傾きや平行移動などを個々に検査することで、複雑なリスティングであっても正確にとらえることができます。つまり異常方向で筋力が低下するのです。

　ちなみに、特殊な脊椎チャレンジの方法として「一瞬（反発）チャレンジ」というものがあります。これは、チャレンジの刺激に対して人体が反発する現象を利用したもので、椎骨がまっすぐ後方へズレている「Ｐ（後方変位）」というリスティングの場合に用います。

　椎骨が後方にズレている場合、棘突起をつまんで後方へ引き出すチャレンジができないので、逆に前方へ瞬間的に指先で突く操作をします。すると、その力に反発して椎骨が一瞬後方へ動くので、そのときに筋肉反射テストを行うのです。Ｐというリスティングのズレがあれば、このときに筋肉のロックは外れます。

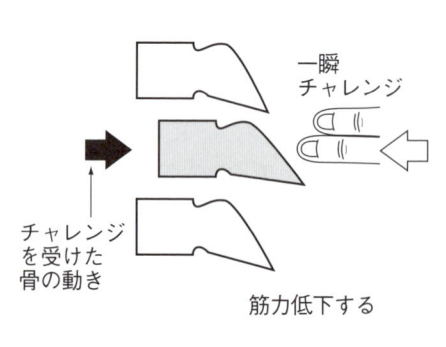

　基本的には、この一瞬チャレ

ンジは後方変位の検査にのみ用いていますが、そのほかのリスティングについても、再確認の意味で通常の脊椎チャレンジと併せて用いることができます。

◆空間診断におけるリスティングと体内全組織の診断

　律動法では、上級になってくると半身症候鍼灸法と同様に2メートルほど離れた位置からの「空間診断」ができるようになりますが、そのときのリスティングの検査では、医療的透視法によってとらえた椎骨に対して遠隔操作的に脊椎チャレンジを行い、治療者自身の筋肉を用いたTRテストで確認しています。

　この方法は脊椎だけでなく骨格すべてに応用でき、さらに、筋肉や内臓、脳までも操作可能であるため、まさしく全身をくまなく検査することができます。体内組織についても1ミリ以下の精度で組織を診断することが可能です。

　なお、律動法におけるリスティング記号は基本的にはカイロプラクティックのリスティング法（パーマー・ガンステッド・リスティング法）に準拠していますが、空間診断では患者に向き合って診断するため、前方からの視点にもとづいた律動法独自のリスティング記号を用いることがあります。

　例えば、椎骨の前側が下へ、後側が上へズレた状態を、通常は棘突起を基準にして「PS（後上方変位）」と呼んでいますが、同じ状態を椎骨の前側を基準にして表現すると「IA（前下方変位）」となります。つまり、同じ状態でも視点によってリスティングの表現が異なるということです。

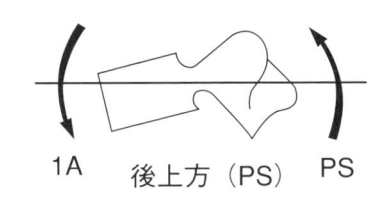

1A　　後上方（PS）　　PS

PSとIAは同じズレを表している

頭蓋骨と脳の検査

◆脳の検査ができないと難病は治らない

　頭蓋骨の検査はカイロプラクティックやオステオパシーの一部でも行われており、その場合、触診か筋肉反射テストが用いられています。律動法では、その両方の方法を用いて検査を行いますが、非常に精度の高い筋肉反射テストによって、あらゆる方向の歪みについて精緻に検査することが可能です。

　また、通常の検査法では脳の状態について頭蓋骨の歪みなどから推測するしかありませんが、律動法では空間診断に熟練してくるに従い、脳そのものを直接触れるような感覚で検査できます。

　律動法では、頭蓋骨と脳の検査を重要視していますが、それはこれまでの経験上、幼少時の転倒などによる頭部打撲の影響が微細骨折として残り、何十年も経ってから治りにくい病気を引き起こしてしまうことが非常に多いからです。

　その微細骨折の存在は繊細な圧で探っていき指先の感覚に集中すると、一般の人でさえ骨が軟化した箇所を見つけられます。これが、微細骨折の箇所であり、その内側の脳の部位には必ず硬化萎縮が見られます。治りにくい病気には、この硬化萎縮した脳がかかわっていることが多く、その場合、これが治らなければ治癒は進みません。脳と脊髄にはすべての障害のルーツがダメージとして隠されています。

　もちろん、脳それ自体の疾患や精神疾患についても、脳の診断と治療は重要です。脳梗塞、てんかん、アルツハイマー、記憶障害、うつ病、各種神経症、精神病など、脳に直接かかわってくる病気についてはもちろん、通常の頭痛の場合でも頭蓋骨と脳の検査は欠かせません。

◆頭蓋骨の個々の骨は複雑に歪んでいる

　頭蓋骨のリスティングについて、大まかにパターン化した見方をする治療法もありますが、律動法では精度の高い筋肉反射テストと触診による精緻な検査によって、頭蓋骨を構成する個々のパーツについてそれぞれ別個の検査を行います。

　ここでは、ごく単純なリスティングをいくつか紹介しますが、実際にはありとあらゆる方向へのリスティングが考えられるので、その都度、筋肉反射テストで確認していく必要があります。

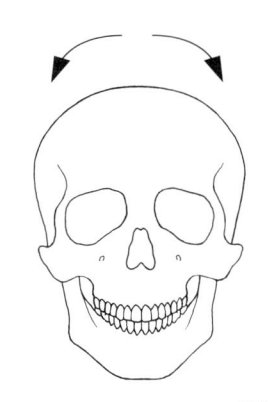

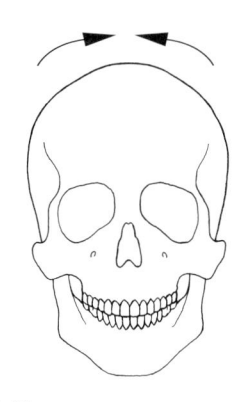

頭蓋全体の外転・内転

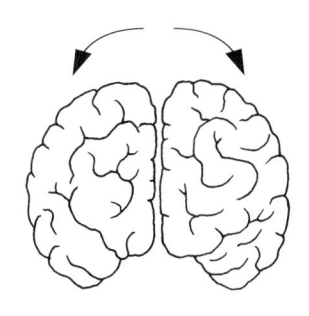

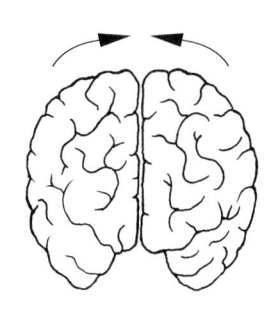

脳の外転・内転

第5章　生命のゆらぎを整える律動法

微細モーションパルペーションについて

◆100パーセントの確信に基づく治療のために

　律動法の検査では正確な筋肉反射テストを最重要視していますが、実際に骨格を動かして、その動く範囲の片寄りを確認するモーションパルペーションという検査法も同様に重視しています。モーションパルペーションとはカイロプラクティックでも重視している検査法です。

　律動法の初心者の場合、モーションパルペーションを併用することで、100パーセントの確信が持てる検査・診断を下せるため、完全に体得するまで繰り返して練習することを勧めています。なお、この検査法を正確に行えるようになると繊細な手の感覚が開発され、筋肉反射テストの技術も必然的に向上していくでしょう。

　うつ伏せでの脊椎モーションパルペーションでは、治療者は片手で関節の動きを誘導し、もう一方の手を検査対象とする骨に当ててその動きをモニターします。ただし、律動法のやり方では動きを誘導する力のかけ方がより微細で、非常に研ぎ澄まされた感覚で動きをモニターするため、「微細モーションパルペーション」と呼んで従来の手法と区別しています。

　通常のモーションパルペーションは関節の遊び（動きのクッション具合）を診ているだけですが、この微細モーションパルペーションでは靭帯の状態や筋肉の緊張、さらに椎骨の中を通る脊髄の状態まで知ることができるので、律動的リスティングを知る上でも欠かせません。

　静止リスティングと微細モーションパルペーションにおける可動性、そして、律動的リスティングのすべてが一致したときに、治療者は100パーセントの確信を持って患者を治療できます。逆に言えば、検査・診断に100パーセントの確信が持てないままに治療を行うことは感心しません。心の曇りから邪気治療となり、患者に害を与えてしまい

ます。邪気治療は治療者の診断へのあいまいさから生じます。

◆微細モーションパルペーションの方法

　次に紹介するのは一般的モーションパルペーションですが、微細モーションパルペーションでは更に微細に行います。

【腰椎のＰＬ方向への可動性の検査】
①うつ伏せになった患者の左側に立ち、左手を検査対象とする椎骨の棘突起に軽く触れる。
②患者の左足首を支えてヒザを直角近くまで曲げていくと、腰椎に触れている左手にかすかな動きを感じる。その角度から足首を左右に横へ倒して腰椎の可動性を感じとる。
③ＰＬ（左回旋）方向に可動性がある場合、棘突起が左へ移動するのが感じられる。棘突起が移動しない場合、ＰＬ方向への可動性がないということになり、ＰＲ（右回旋）ならびにＰＲ方向への律動の片寄りが考えられる。

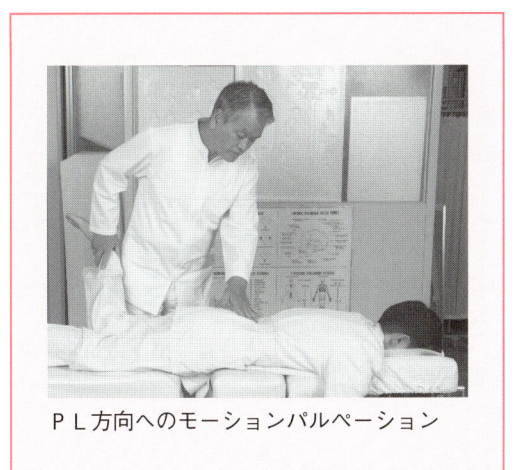

ＰＬ方向へのモーションパルペーション

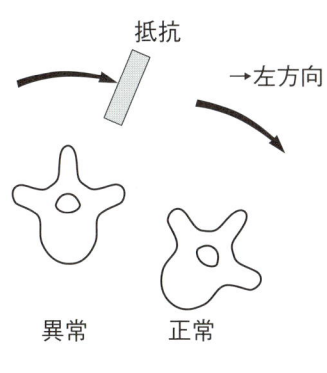

抵抗
→左方向
異常　正常
椎骨の動き
頭部から見た場合

骨盤症候カテゴリーと半身症候

◆骨盤症候カテゴリーについて

　半身症候鍼灸法における「半身症候カテゴリー」では、人体を右半身・左半身・中心という3区分のエリアに分かれる生体全体の系統的機能低下層がそのまま診断名となりましたが、律動法でも同様の考え方にもとづいてカテゴリー分けをした診断を行います。

　ただし、律動法は骨格に焦点を合わせた治療法なので、「骨盤症候」という形で半身症候をとらえることになります。例えば、右半身に急性の症状が表れている場合は、右の骨盤（腸骨）、ならびに仙骨の右側に異常が生じていることが多く、その場合、右骨盤症候になることが比較的多いでしょう。もし、右骨盤症候なら基本的には右半身症候と同じ状態であるため、右側の気管支に風邪の感染があり、右大脳皮質・右脳幹部・脊髄右灰白質が弛緩して機能低下を起こしていることが考えられます。

◆回復力の道筋をつける

　律動法の検査・診断では、患者が訴える症状と対応する椎骨を2点TLと筋肉反射テストで探り、そのさらに上位の原因（メジャー）があればそれも同様の方法で探ります。そのような過程を経ると、たくさんの症状がある患者の場合でも、ごく少数の椎骨のみが原因として浮上してくるので、その段階で、骨盤症候側の骨盤が問題椎骨のメジャーとなるかどうかを検査します。そして、その骨盤症候が最終メジャーの腰椎5番を調整することによって正常になるかどうかを確認してから治療に入るのです。

　これは、治療によって取り戻した回復力が患部へ到達する道筋をつけ

ているということにもなります。「治療者の観察が行きわたった部分すべてに治療による変化が起きる」という観点からすると、原因と結果の連なりを解き明かすことは、腰椎5番の律動調整が全身組織と患部の受け入れ体制に結びつくためにも欠かせないことだといえます。

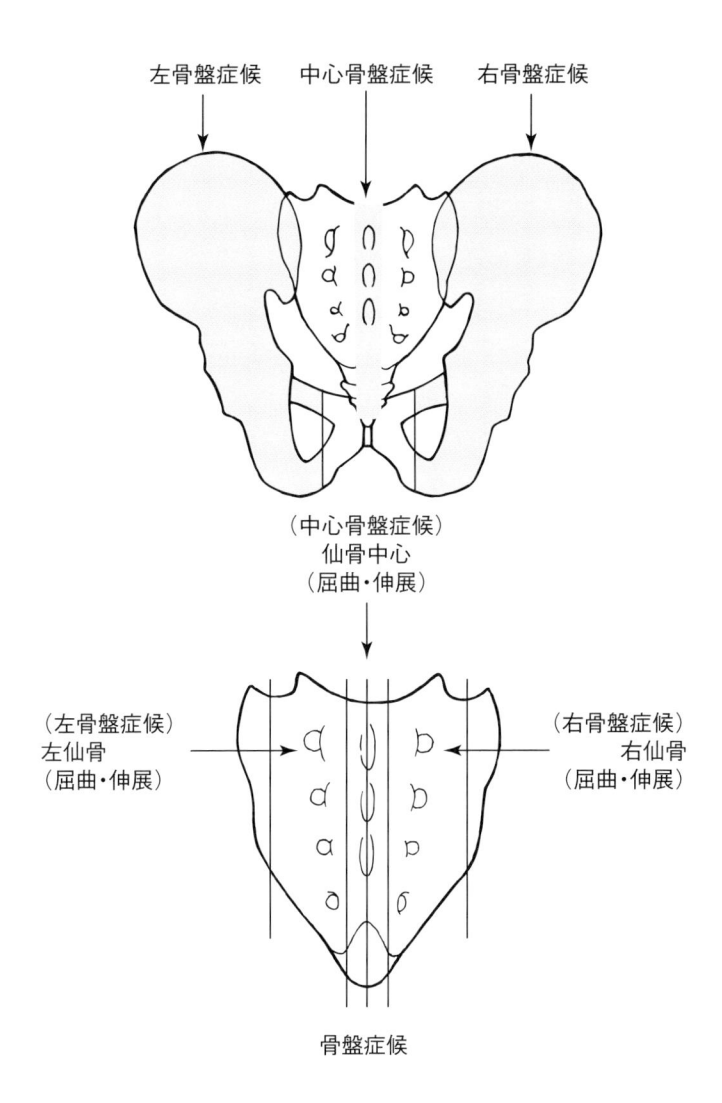

左骨盤症候　中心骨盤症候　右骨盤症候

（中心骨盤症候）
仙骨中心
（屈曲・伸展）

（左骨盤症候）
左仙骨
（屈曲・伸展）

（右骨盤症候）
右仙骨
（屈曲・伸展）

骨盤症候

第5章　生命のゆらぎを整える律動法　211

骨盤症候カテゴリー診断の方法

◆メジャーとなっている骨盤の歪みを検査する

　骨盤症候カテゴリーは、半身症候カテゴリーとほぼ一致します。つまり、右骨盤症候の患者は、同時に右半身症候である可能性が高いのです。ただし、律動法は半身症候鍼灸法と比べてより骨格に焦点を合わせた治療法なので、骨盤症候カテゴリー診断では、骨盤と仙骨の歪みの状態に焦点を合わせた検査を行います。

【骨盤症候カテゴリー診断のやり方】
①骨盤症候カテゴリーの検査
　骨盤の横に張り出した部分（腸骨）を全体的にそろえた指先でごく軽く叩き、続いて患者の手か、治療者自身の手の筋肉によるＴＲテストを行う。左右の腸骨のいずれでも筋肉のロックが外れない場合は、仙骨の正中（仙骨稜）を手刀で軽く叩いてからＴＲテストを行う。
　　・右腸骨のＴＲテストでロックが外れる→右骨盤症候
　　・左腸骨のＴＲテストでロックが外れる→左骨盤症候
　　・仙骨稜のＴＲテストでロックが外れる→中心骨盤症候
＊このほかに組み合わせとして、両骨盤症候（右骨盤症候＋左骨盤症候）、中心・右骨盤症候、中心・左骨盤症候がある。
②骨盤のリスティングの検査
　腸骨を手で把握して軽い力で前上方（ＡＳ）へわずかに回転させてＴＲテストを行い、ついで、後下方（ＰＩ）へ回転させてＴＲテストを行う。筋肉のロックが外れた方向が骨盤のリスティング（変位の方向）となる。

③２点ＴＬによるメジャーの確定

　右骨盤症候の場合、右腸骨を検査して筋肉のロックが外れた状態のまま、仙骨の右側にＴＬして再度ＴＲテストを行う。このとき、筋肉が再度ロックするので仙骨がメジャーであることが分かる。つまり、右骨盤症候では右仙骨がメジャーとなる。なお、中心骨盤症候の場合は、仙骨稜がそのままメジャーとなる。

④仙骨のリスティングの検査

　①の検査でロックが外れた状態を再現し、続いて両手の指先を仙骨に当てて屈曲方向、伸展方向それぞれへチャレンジを行い、ＴＲテストで反応を確認する。筋肉がロックした方向の逆方向が仙骨のリスティングとなる。なお、指を当てる箇所は、右骨盤症候の場合は右仙骨、左骨盤症候の場合は左仙骨、中心骨盤症候の場合は仙骨稜となる。

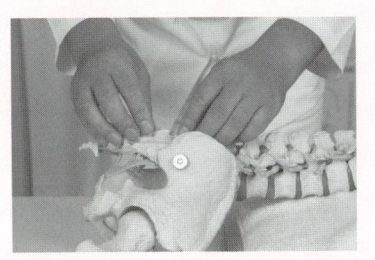

仙骨チャレンジの手の位置（屈曲方向）

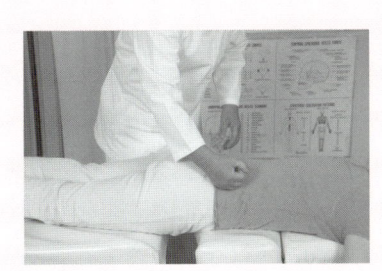

腸骨全体を軽く叩いてＴＲテストを行う

律動法の最終メジャーは腰椎5番

◆深度メジャーの考え方

　骨盤症候カテゴリーが明らかになった段階で、律動法の最終メジャー（106ページ）である腰椎5番のリスティングを検査します。最終メジャーとして腰椎5番を治療することの有効性は約20万例もの治療成果が証明しているので、律動法を学ぶ者は最初からこの研究成果を活用し、確実な治療を行っていくことができます。

　ただし、治療者の技量に応じてその治療効果に差が出てしまうという事実は否定できません。それは同じリスティングであっても、チャレンジの圧や角度、椎骨を動かすときの回転軸の位置や安定性などによって、微妙に質の異なるリスティングが検出されるからです。つまり、初心者の行うチャレンジによるＰＲと、骨を0.1ミリメートル単位で動かすことのできる熟練者のチャレンジによるＰＲとでは明らかな違いがあるのです。

　その違いは律動調整を終えたときの影響度の違いとして表れ、例えば、前者では症状の70パーセントが解消され、後者では症状の100パーセントが解消されるといった結果となります。その場合、前者よりも後者のリスティングの方がメジャー度が高いということになり、そのようなメジャーのことを律動法では「深度メジャー」と呼んでいます。

　律動法では、最終メジャーである腰椎5番の低レベルでの律動調整を行うだけでも従来の治療法の追随を許さないレベルの治療が可能となりますが、そこから先に進んでこの深度メジャーを追求することによって、より高度な治療が無限に開かれます。

　律動法はそれを学ぶ者にとって入り口は入りやすい一方で、奥行きは際限なく深い治療法だとえるでしょう。

◆人体のどの箇所でも最終メジャーとなりうる

　ここで、極めて高度な内容について触れておきましょう。それは、今、説明した深度メジャーをとらえられるレベルに達した治療者にとっては、全身すべての箇所が全身を調整するメジャーになり得るという事実です。

　人体はその全体が有機的に機能しており、どんな箇所であっても全身との連なりの中でとらえられると考えてみてください。

　その視点に立つと、通常はマイナー（結果）の位置づけにしかならない末端の人体部位であっても、その深度メジャーを探り、全身の主要箇所との連関レベルまでの診断ができれば、最終メジャーとしての役割を果たせることになります。具体的に言えば、手の小指の先、またはかかとの骨を操作するだけで全身を調整することも可能だということです。

　ただし、これは律動法を極めつくした先に存在することであり、これから学ぶ人は頭の隅に置いておくだけで結構です。

　なお、半身症候鍼灸法における最終メジャーが左右の天柱・脳戸の3つのツボであることと、律動法の最終メジャーが腰椎5番であることの関係は、単にすべての箇所が最終メジャーになりえるという考え方とは、また少し異なる次元の問題だといえます。

　最終メジャーというものを考える場合は、人体上の位置関係における原因と結果の連なりのほかに、個々の箇所の深度まで含めた、原因と結果との連なりを考慮しなければなりません。

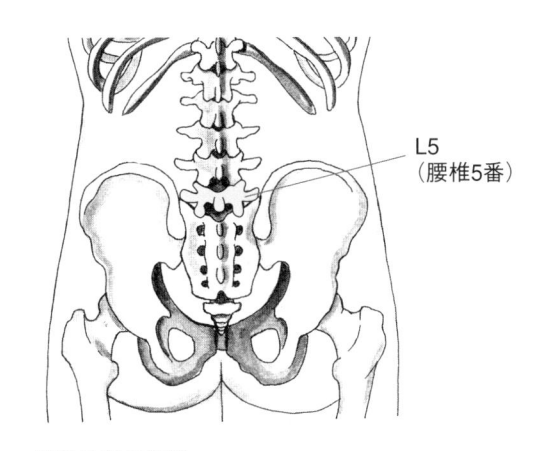

L5
（腰椎5番）

腰椎5番の位置

第5章　生命のゆらぎを整える律動法　215

腰椎5番の律動調整

◆「治そう」という意識は邪魔になる

　律動法の最終メジャーである腰椎5番の律動調整は、治療者が手を触れてその律動を感じている20〜30秒ほどの間に完了します。

　人体は微細な刺激だけを深部にまで受け入れるため、治療者が行うべきことは研ぎ澄まされた意識によって微細な律動を感じとるだけです。「調整しよう」「治そう」といった意識をむしろ生体は拒否します。そのような思いは一種の邪気となって患者の気（エネルギー）を乱してしまうのです。

　事前にチューニング法を行い、「骨は静止したものである」という先入観を持つことなしに澄んだ気持ちで腰椎5番に軽く手を当ててみると、約90パーセントの人はすぐに手の下の骨の動きを感じられるはずです。そして、そのままその動きを感じていると、巻き込まれるような感覚から椎骨がまるで眠りから醒めたかのように伸び伸びとした動きに変わってきて、患者と治療者双方の体に充実感が生じます。

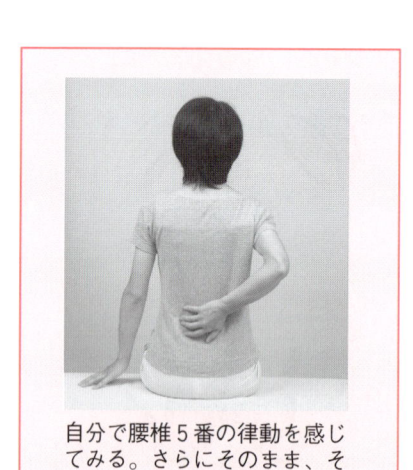

　治療のプロである読者も、一般の読者も、自分の腰椎5番に手を触れてその動きを感じてみてください。ほとんどの人が、腰椎5番の律動と律動調整を実際に体験できることでしょう。

自分で腰椎5番の律動を感じてみる。さらにそのまま、その動きに手掌の感覚を合わせることで律動調整になる。

◆「これでいい」という感覚を信じる

　治療者として患者の律動調整を行う際のポイントは立ち方です。正しい立ち方とは前後左右どの方向にも瞬間的に体を移動できる形です。つまり、足底の重心点を小さくするわけです。姿勢を整えたら上半身を前かがみにして腰椎5番に軽く手を乗せます。

　最初はリスティングの逆方向への動きにぎこちなさが感じられますが、15秒から20秒ほど経過するとバランスのとれた伸びやかな動きが感じられ穏やかな充実感が溢れてくるので、その時点で静かに手を離します。「もうこれでいい」という自然にわき起こる確信が生じるのです。

　手を触れている時間が30秒を超えてしまうと、かえって澄んだ気持ちを維持できなくなり、「治そう」「もっと良くしよう」といった心の乱れが出てくるので、その前に手を離すことが重要です。また、治療の成果が表れたからといって治療者が喜ぶこともいけません。そのような感情の変動は治療者の気を乱して、生体にとって邪気となってしまいます。

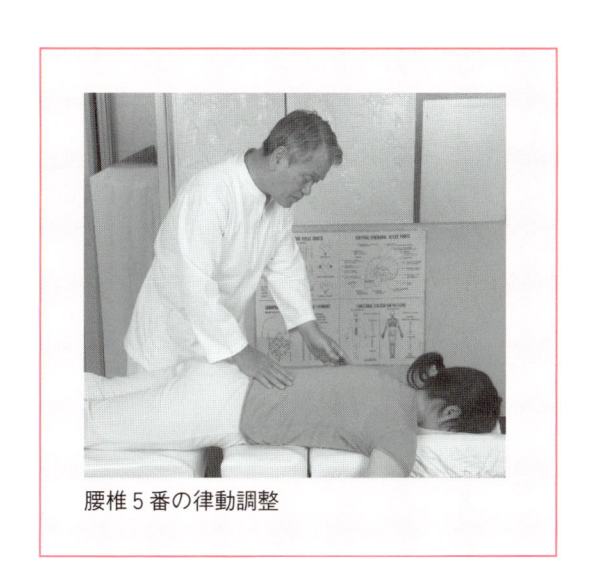

腰椎5番の律動調整

律動法の施術の流れ①
筋肉反射テストの準備

◆チューニング法による準備

　それでは、ここから律動法の治療手順について紹介していきましょう。半身症候鍼灸法の手順の説明と重複する点もありますが、治療の流れを理解しやすくするためにあえて再掲しています。

　まず、すべての検査・診断・治療に先立って行われるのがチューニング法です。このチューニング法によって、気（エネルギー）の乱れであるスイッチングという状態を解消しておくことで、脳・脊髄を中心とする神経系の働きをクリアーにし、正しく精度の高い筋肉反射テストを行うことが可能となります。鍼灸師には信じられないと思いますが、実際のところ確実なチューニング法だけでも経絡（気の流れるルート）の流れは正常化してしまうのです。

　スイッチングは「邪気」と言えるものであり、神経を鈍らせて生命力・回復力を低下させるような邪気治療を防ぐ上でも、このチューニング法は重要な役割を果たしています。

施術手順1【スイッチングの検査とチューニング法】
①治療者（検者）自身のスイッチングの検査を行い、問題があれば自分自身にチューニング法を行う。なお、この検査で用いる筋肉反射テストにはＴＲテストを用いる。
②治療者のスイッチングが解消されたことを確認した後、患者のスイッチングの検査を行い、患者に対してチューニング法を行う。

◆頸椎のねじれの影響の検査

　初診では、頸椎のねじれが全身に及ぼしている影響を調べるために頸椎症候の検査を行います。実際の治療では、このときに筋肉反射テストの仕組みを患者に説明することが多く、その場合、三角筋テストなど患者にも結果が分かりやすい方法を用いています。

施術手順2【頸椎症候の検査】
①顔を右に向かせた状態と左に向かせた状態でそれぞれ三角筋テストを行う。左に向いた状態で筋肉がロックする場合が「左頸椎症候」、右に向いた状態で筋肉がロックする場合が「右頸椎症候」となる。
②下半身への影響を調べるために腸腰筋群を用いて同様の検査を行う。

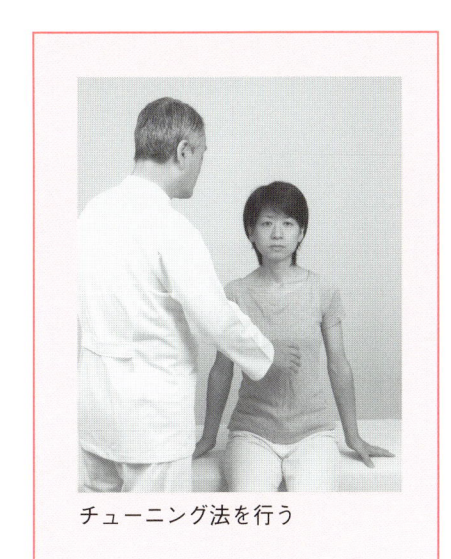

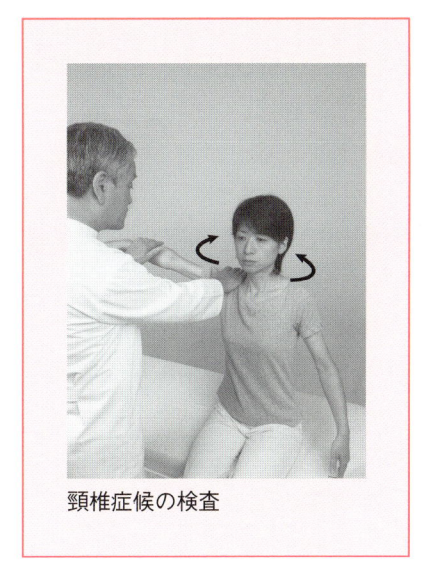

チューニング法を行う

頸椎症候の検査

律動法の施術の流れ②
全身の異常箇所と骨格系の検査

◆隠れた異常を検査する

　初診ならびに2回目の治療では、症状の箇所にかかわらず、脊椎、頭部、脳神経、内臓などの全身的基本部位の検査をすることで全身の回復レベルをチェックします。

施術手順3【全身の異常箇所と患部の検査】
①脊椎診断点、頭部診断点3線、顔面診断点、体幹・内臓診断点のそれぞれを順にＴＬして、その個々について筋肉反射テストを行う。初心者の場合にはＴＲテストが推奨されるが、患者への説明のために母指・小指対立筋テストなどを用いることもある。
②筋肉のロックが外れた箇所をカルテに記録しておく。これは、その箇所に何らかの異常があるということを意味する。
（各診断点の位置については117～119ページを参照）
③さらに、症状箇所と症状と関連する箇所について、筋肉反射テストによる検査を行い、微細骨折や病原体への感染など、症状の直接的な原因を特定する。

◆骨格の異常を的確に把握する

　律動法では骨格を基準にして人体をとらえているので、その骨格系の検査は多角的かつ精緻なものとなっています。そして、触診によるリスティングとＴＲテストによるリスティング、そして、微細モーションパルペーションによるリスティングが一致したものだけを、100パーセント信頼のおける検査結果として受け入れているのです。
　逆に言えば、そのように100パーセントの信頼がおける検査結果を

出せるようにならなければ、律動法の治療を行う資格はないといっても
いいでしょう。

施術手順4【骨格系の検査】
①異常が推測される箇所を、触診、脊椎チャレンジを併用したＴＲテスト、微細モーションパルペーションで検査してリスティングを割り出す。このとき、骨盤、仙骨、腰椎5番など主要な骨格の検査も行う。
（脊椎全体のＳ字・逆Ｓ字側弯の検査については157ページを参照）

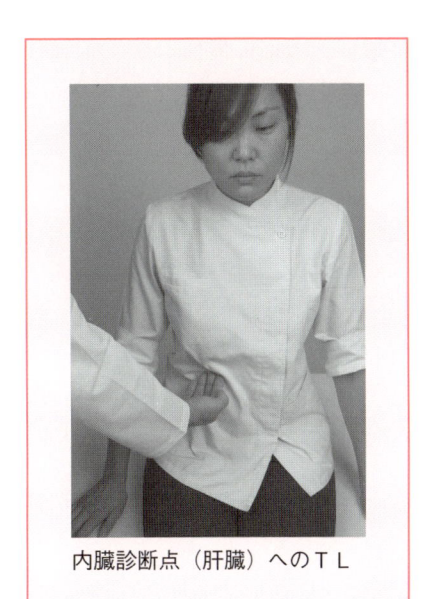

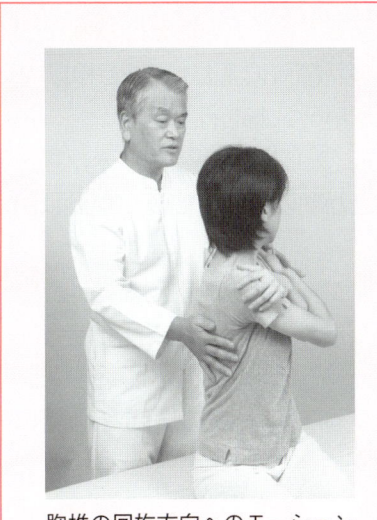

内臓診断点（肝臓）へのＴＬ

胸椎の回旋方向へのモーション
パルペーション

律動法の施術の流れ③
メジャーの追求から骨盤症候へ

◆数々の異常箇所を交通整理していく

　症状と全身の状況を精緻に検査した後、原因と結果の連なりを整理していきます。つまり、ほかの異常の結果として起きている異常と、原因となっている異常とを厳しく峻別していくのです。
　具体的には、施術手順3「全身の異常箇所と患部の検査」で調べた症状箇所ならびに症状に直接関連する箇所、そして全身の異常箇所と、施術手順4「骨格系の検査」で検出された骨の歪みとの間において、2点ＴＬを用いた筋肉反射テストで検査を行います。

施術手順5【メジャーの追求診断】
①症状のある箇所とその原因と思われる箇所を個々にＴＬして筋肉反射テストを行い、それぞれの箇所で筋肉のロックが外れることを確認する。
②症状箇所にＴＬして25秒以内に、原因と思われる箇所にＴＬして筋肉反射テストを行う。
③筋肉のロックが確認できた場合、後者が原因箇所（メジャー）であることが判明する。ロックが外れたままであれば、原因箇所をほかに求める。
＊メジャーを推測する際には、神経の配線図としての皮膚節（デルマトーム）や内臓の神経支配を参考にする。

◆すべての異常の原因を骨盤に集約させる

　メジャーをいくつかの椎骨に絞り込んだ段階で、それを骨盤症候カテゴリーへ結びつけていき、骨盤症候がさらに高位のメジャーであることを確認します。この段階で、骨盤症候から途中のメジャーを経て、マイ

ナー（結果）である全身の異常箇所へとつながる「回復力の道筋」が確立するのです。

施術手順6【メジャーから骨盤症候カテゴリー診断へ】

①198ページの要領で骨盤症候カテゴリー診断を行う。まず、1.右骨盤症候…右腸骨（ＡＳ・ＰＩ）→右仙骨（屈曲・伸展）。2.中心骨盤症候…仙骨中心（屈曲・伸展）。3.左骨盤症候…左腸骨（ＡＳ・ＰＩ）→左仙骨（屈曲・伸展）。

②前段階で確認した全身のメジャーにＴＬしてロックが外れることを確認する。そのまま、すぐに左右腸骨、仙骨中心をＴＬして再びそのいずれかに対しＴＲテストでロックすることを確認する。更にそれぞれの仙骨での屈曲・伸展を検出する。

③複数のメジャーがある場合は、同様の方法でそのすべてについて骨盤症候が上位のメジャーになっていることを確認する。

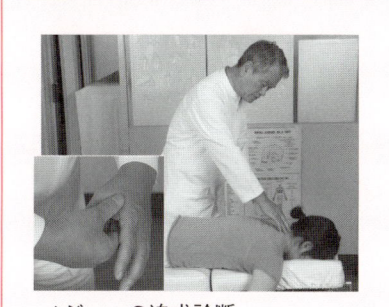

メジャーの追求診断

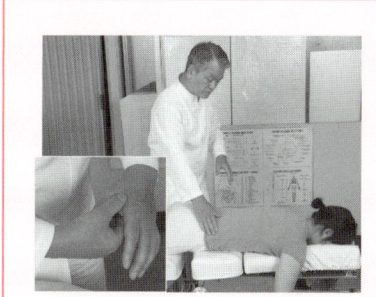

2点ＴＬで骨盤症候との関連を調べる

律動法の施術の流れ④
腰椎5番の検査・診断・調整

◆最終メジャーとなることを確認する

　施術手順6「メジャーから骨盤症候カテゴリー診断へ」の段階で、全身すべての異常箇所が骨盤症候の解消によって正常になることを確認できたら、今度は最終メジャーである腰椎5番の律動調整によって骨盤症候が解消されることを確認します。

　すでに、施術手順4「骨格系の検査」において、腰椎5番の微細モーションパルペーションを行ってリスティングを出していますが、ここで改めて脊椎チャレンジとＴＲテストによる検査を行い、骨盤症候のメジャーになることを確認するのです。

　なお、腰椎5番には港の水面に浮かぶブイのようにあらゆる方向のリスティングが存在していますが、ＰＲ（右回旋変位）とＰＬ（左回旋変位）のリスティングがすべてを包括していると考えていいでしょう。

施術手順7【腰椎5番のリスティング検査】
①そろえた指先を腰椎5番に当て、棘突起を軽く右側へ倒すようにする（ＰＲ方向へのチャレンジ）。ＴＲテストで筋肉のロックが外れたならリスティングはＰＲとなる。逆にＰＬ方向のチャレンジでロックが外れたならリスティングはＰＬとなる。
②リスティングがＰＲの場合、正常方向であるＰＬ（左回旋）へ向けてチャレンジを行い、そのまますぐに、骨盤症候側の腸骨（あるいは仙骨）をリスティング方向へチャレンジしてＴＲテストを行う。これは、腰椎5番を一時的に律動調整後の状態にすることで、骨盤症候への影響を調べるテストである。診断のための調整なので検査操作と言っている。
③正しく検査ができていれば、このときに筋肉のロックが確認される。これは、骨盤症候の消失を意味している。つまり、腰椎5番を律動調整

することで骨盤症候が消え、そこにつながっているすべてのマイナー（全身の主要な異常箇所と患部）も正常になるということが分かる。

◆律動調整後の再検査の重要性

　腰椎5番が真に最終メジャーであることを確認したところで、立ち位置を定め、上体を前傾させて足底を軽く床に接した姿勢を取って腰椎5番の律動調整に入ります。律動調整自体は手を触れて律動を感じるだけという非常にシンプルな方法ですが、意識の持ち方が非常に重要で、高いチューニングレベルを維持する努力が日頃から治療者には求められます。

　律動調整後は、治療が成功しているかどうかをチェックするため、再び全身を精緻に検査します。

施術手順8【腰椎5番の律動調整と術後の検査】
①腰椎5番に手を乗せて律動調整を行う。
②調整後、骨盤症候、全身の主要な異常箇所、症状箇所（患部）をTRテストと微細モーションパルペーションでチェックしていく。これは、律動法の治療において最大限の集中力を要する瞬間だといえよう。なお、この際、患者にも一緒に確認してもらう意味で三角筋テストや母指・小指対立筋テストを用いることも多い。

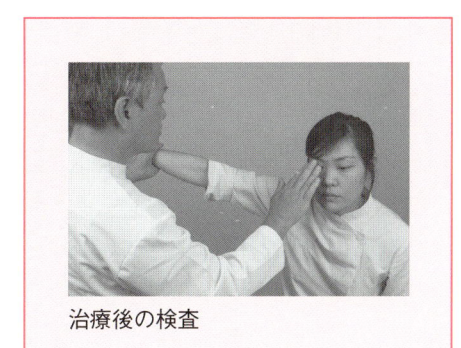

治療後の検査

カイロプラクティックへの応用

◆本来のカイロプラクティックを目指す治療者へ

　律動法の検査は従来のカイロプラクティックにも応用できます。特にメジャーの追求を重視する治療を行っている治療者にとっては、律動法における精度の高い筋肉反射テストと微細モーションパルペーションは心強い味方になってくれることでしょう。

　そもそも、発祥時のカイロプラクティックは、高位のメジャーのみにアジャスト（矯正）を施して、患者のイネイト（回復力・生命力）が正常に働くように導く治療法であったはずです。ところが、多くの治療者がメジャーを正確に理解できず、じゅうぶんな治療成果も上げられなかったために、メジャー治療を諦めてしまったのではないでしょうか。

　律動法の検査に習熟して200ページで説明した深度メジャーが体感的に分かってくると、一ヵ所へのアジャストでなければ全身のあらゆる異常箇所を正常化することが難しいということが分かってきます。

◆ＡＫの実力が飛躍的に向上する

　ＡＫ（アプライドキネシオロジー）を行っている治療者にとって、律動法のチューニング法とＴＲテストは、治療を大きく進歩させる原動力になるでしょう。筋肉反射テストの難度ががんだったからです。

　筋肉反射テストに自信がない、あるいは治療成果が出ないという悩みがある場合、治療者がじゅうぶんなチューニングレベルを維持できていないということが考えられます。その場合、筋肉反射テストは不確かなものとなり、治療自体も邪気治療になっているはずです。

　ＡＫにもチューニング法はありますが、律動法ではそれ以上のエネルギーの調整としてのチューニング法が要求されます。これまで筋肉反射

テストで安定した結果を得られなかった、あるいはスイッチングがなかなか解消できなかった治療者はぜひ試してみてください。筋肉反射テストの精度が高まった実感があるはずです。
　一方、これまで筋肉反射テスト自体になかなか自信を持てなかった治療者には、ＴＲテストをマスターすることを勧めます。
　通常の筋肉反射テストは合図を出すタイミングなどによって結果が左右されることがあり、患者の体力によっては検査自体を実施できません。その点、ＴＲテストでは治療者（検者）の力加減と指先の感覚だけに集中すればいいので、より安定した検査がだれにでも可能です。さらに、患者の体力を選ばず、治療者自身の筋肉を用いた検査が容易なので、幅広い応用が可能となります。
　カイロプラクティックの世界において治療に行き詰まりを感じている治療者はこの律動法の検査を試みてください。それは、きっとあなたの眼前に治療の新しい次元を開いてくれることでしょう。

後頭骨への微細モーションパルペーション

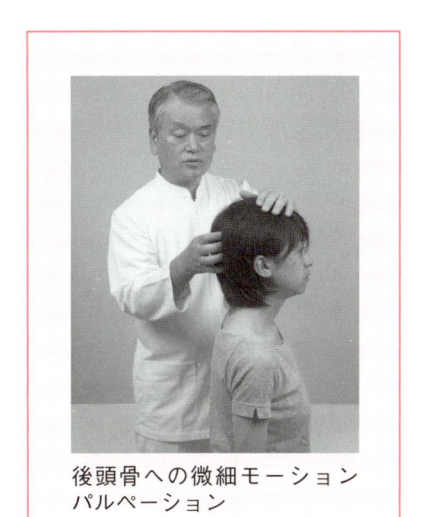

後頭骨への固定アジャスト

律動法の臨床例①

◆隠れた原因を探り確実な治療を実現する

　それでは、律動法の実際の治療例をここで紹介しましょう。
　一般的カイロプラクティックやオステオパシーなど従来の骨格矯正を行う治療法では考えられないような治療成果の数々が、律動法の真価を明瞭に示しています。

【症例1】女性55歳　リウマチ・手指痛・ヒザ痛
（初診）平成11年1月6日
　全身関節、両副腎、甲状腺でＲＡ（関節リウマチ）因子陽性の反応。治療は腰椎5番ＰＬ（左回旋変位）の律動調整。
（2回目）1月12日
　前回の治療後、朝に痛みで目覚めることがなくなったという。治療は腰椎5番ＰＬ（左回旋変位）の律動調整。
（3回目）1月20日
　2回目の治療後、病院の検査ではＲＡ因子陰性となる。しかし、当院の検査では、全身関節、副腎、下垂体に陽性反応がみられる。治療は腰椎5番ＰＬ（左回旋変位）の律動調整。

【症例2】男性51歳　目と後頭部の締め付け感
　強い精神的ストレスがきっかけとなり症状が継続している。5歳のときに頭部打撲があったとのこと。
（初診）平成10年6月30日
　全脳、脊髄灰白質に腸チフス菌の反応、足の爪、両足底、全皮下、全脳、脊髄灰白質に白癬菌の反応、全脳に梗塞陽性。治療は腰椎5番ＰＬ（左回旋変位）の律動調整。

（8回目）平成11年1月6日
　本人いわく、頭の締め付け感が無くなったという。治療は腰椎5番ＰＬ（左回旋変位）の律動調整。その後、8月13日に病院で脳動脈瘤が発見されて手術を勧められる。
（18回目）12月13日
　別の病院でＭＲＩ検査を受けたところ、脳動脈は正常と診断されたとのこと。治療は腰椎5番ＰＬ（左回旋変位）の律動調整。

【症例3】男性61歳　ぜんそく・Ｃ型肝炎

　子どもの頃からのぜんそく持ちで、数十年前からＣ型肝炎も患っている。肩コリもつらいという。
（初診）平成11年3月30日
　肝臓全体、大脳全体、脊髄、左右全肺にＣ型肝炎ウイルスの反応。大脳全体、左右全肺に結核菌の反応。頭部の蝶形骨のリスティングがＣＷ－Ｒ外方。
（3回目）9月24日
　病院での血液検査でＣ型肝炎ウイルス陰性と告げられたとのこと。当院の検査でもＣ型肝炎ウイルスは反応なし。
（7回目）平成12年2月7日
　これまで聞かされていなかったが、実はこれまでずっと前立腺が腫れており、それが最近になって小さくなったので病院からは来なくていいといわれたとのこと。

　病院でも原因不明とされ有効な治療の手段がほとんどないような病気であっても、律動法の検査では、その背景に頭部打撲や病原体の感染が発見されることがほとんどです。その原因を的確な筋肉反射テストで探ることで、腰椎5番の律動調整が最大限の効果を発揮するのです。

律動法の臨床例②

◆**感染症の治療について**

　全身に潜在している感染を的確に探り当てて治療できる律動法は、ウイルス性、あるいは細菌性の病気に対して、病院医療以上の成果を上げることができます。
　肝炎などのケースでは、病院での検査数値がみるみる下がることも多く、医師も患者本人も驚いてしまうような治療成果が上がっています。

【症例4】女性62歳　慢性肝炎
　病院に入院中で、ＧＯＴ、ＧＰＴ値は最高で1400にも達したという。ステロイド剤でムーンフェイスとなり、顔面の皮膚はこわばっている。薬の副作用で全身の筋力が低下し、足がふらつき、腹部はむくんでいる。飛蚊症、腰背部痛、胸椎圧迫骨折、仙骨骨折なども患っている。
（初診）平成12年2月6日
　左右気管支、気管にヘルペスⅡ型ウイルスの反応。肝臓全体、右全肺にＣ型肝炎ウイルスの反応。ほかに、肝臓脂肪変性の反応と肝硬変の反応もあった。
（3回目）2月23日
　検査数値が良いので本日退院してきたとのこと。ひどい疲労感もなくなったと言う。肝硬変の反応が消える。
（6回目）3月14日
　病院の検査でＧＯＴ、ＧＰＴ値が1400から20台になったといわれたとのこと。

（10回目）4月12日
　Ｃ型肝炎ウイルスの反応が消える。

（16回目）5月24日
　寝返り、うつ伏せができるようになり、外見も見ちがえるほどの若々しくなっていた。病院検査ではＧＯＴ11、ＧＰＴが21になった。その後、20回目の治療時には、病院検査でＧＯＴ10、ＧＰＴ21となり、すっかり安定している。

【症例5】男性49歳　頸部痛・Ｃ型肝炎
（初診）平成10年7月24日
　左右大脳、右肺上中下葉、右頸髄にＣ型肝炎ウイルスの反応。左右の手、左右副腎、脳幹に白癬菌の反応。
（4回目）7月14日
　それまで気絶するぐらいだった痛みが無くなったという。
（7回目）11月11日
　Ｃ型肝炎ウイルスの反応が無くなった。

【症例6】男性56歳　Ｃ型肝炎
　インターフェロンの副作用が苦しいとのこと。
（初診）平成8年7月5日
　Ｃ型肝炎ウイルスに反応。
（2回目）7月7日
　Ｃ型肝炎ウイルスの反応が消える。
（3回目）8月4日
　Ｃ型肝炎ウイルスの反応は依然として消えたまま。以後、病院の検査でＧＯＴが280（9月1日）→58（平成9年1月21日）、ＧＰＴが145（9月1日）→30（平成9年1月21日）と推移しており、着実に治癒へ向かっていることがうかがえる。

律動法の臨床例③

◆神経症・精神疾患・脳疾患

　脳と脊髄を検査・診断・治療できる律動法は、脳疾患はもちろんのこと、神経症や一部の精神疾患についても高い治療効果を発揮しています。幼少時に負った頭蓋骨の微細骨折や脳の感染を治療することで、劇的な治癒が起こることも少なくありません。

【症例7】女性60歳　対人恐怖症
　対人恐怖症のほかに腰痛、疲れやすさ、子宮の細胞異常、心臓の異常も患っているという。
（初診）平成12年3月14日
　気管、両眼球、食道、心臓左心室にヘルペスⅡ型ウイルスの反応。大脳全体に脳梗塞の反応。
（8回目）
　本人によると、人前で緊張しなくなったと言う。
（10回目）
　手の関節のガングリオン（良性の軟部腫瘍）が消失。体がギクシャクしなくなって楽になったとのこと。以前は人が怖くて死ぬことばかり考えていたが、今は毎日が楽しいという。検査では脳梗塞の反応が消えた。

【症例8】女性50歳　うつ病
　不眠、頭痛、イライラ、腰痛、飛蚊症も併発している。
（初診）平成10年8月21日
　脳全体が収縮。中部大脳鎌左側側方変位。脳全体、両眼球、両内耳神経、気管、両全肺に結核菌の反応。
（4回目）10月13日

自信がついてだいぶ元気になったという。飛蚊症もなくなった。
（8回目）12月18日
　「本当に元気になった。信じられない」と語っていた。

【症例9】男性26歳　そううつ気味

　不眠、顎関節症、慢性下痢、胃下垂なども併発している。
（初診）平成12年4月2日
　鼻、左眼球、気管、左気管支にインフルエンザ桿菌の反応。左後頭葉、頭頂葉、左小脳に脳梗塞の反応。左後頭葉、右頭頂葉に結核菌の反応。脳のリスティングは、大脳内転、小脳テント収縮。
（6回目）6月5日
　本人によるとそれまでの自殺願望が消えたという。その後、18回目あたりから、消極的だった言動がガラッと変わり、本人も周囲も性格の変化に驚いている。

【症例10】男性47歳　サリン中毒

　平成7年3月20日に地下鉄日比谷線においてサリン事件に遭遇。瞳孔縮小、頭重感があり、タクシーに乗っているときに対向車を見ると、自分の方に飛び込んでくるように感じられるとのこと。
（初診）平成7年3月21日
　医療的透視診断では脳がスポンジのような状態に感じられる。このような状態の脳は初めてであった。以降、2回目の治療以後は症状はほとんどなくなった。
（4回目）平成8年2月20日
　この回の治療以降も疲れると目の奥に痛みがあったが、平成10年以降、症状は完全になくなった。

律動法Q&A

◆律動調整は決して難しいものではない

　律動法を学びたいと考えている方のために、セミナーで聞かれることの多い質問について、ここで紹介しておきましょう。

【Q1】カイロプラクティックとどこが違いますか？
　診断対象である人体を常に律動している「みずみずしい生体」としてとらえ、カイロプラクティックなど従来の治療法が見落としてきた、人体の律動現象の視点からの検査・診断・治療を行います。そのため、従来のすべての治療法の盲点部分（死角）に存在していた治療上の重要な問題を知ることができ、これまで治りにくいとされてきたさまざまな疾患に著しい効果が上がることになります。
　具体的には、全身性感染症や微細骨折などの検査・診断法に特徴があり、ほかの治療法と違い、全身すべての組織の障害を治療対象として、回復へ向けた変化を起こせるのです。

【Q2】治療時間はどれくらいですか？
　確実に基本をマスターした段階で、患者１人あたりの治療時間は10分以内です。このわずかな時間内で、骨格、内臓、内分泌器官、筋肉、脳、脊髄に至る人体すべての器官・組織を検査・診断して治療できます。
　なお、腰椎5番の律動調整以外に患部の関節や筋肉を直接操作するような対症療法的な技術は一切用いません。

【Q3】だれでも律動調整ができますか？
　平成7年以来、たびたび開催してきた1〜3日の集中セミナーでは、約95パーセントの参加者が律動調整を成功させています。また、9年

間継続している月例セミナーでは、3回ほど参加した段階の参加者の大部分が基本的な律動調整に成功しています。
　このように、律動調整は決して難しいものではありませんが、治療に対する真摯な姿勢は必要とされるでしょう。

【Q4】だれでも律動法を身につけられますか？
　律動法は、一般的な治療法のように「だれでも身につけられる」とは約束できません。
　セミナーなどに参加して継続的に律動法の訓練を積みながら真の治療というものを深く知っていくことで、治療についての考え方や姿勢が見直されてくると、自然に修得のプロセスが進んでいきます。

【Q5】何年で遠隔治療ができますか？
　残念ながら、このようなピント外れの質問をする方では、わたしが何十年指導しても、遠隔治療を行えるレベルには達しないでしょう。
　律動法の遠隔治療は、たとえ地球の裏側にいる患者であっても、その体内まで精緻に検査して的確な診断を下し、律動調整によって確実な治療成果を上げるというものです。逆にあなたに、それだけの集中力を持続させることができますか、とうかがいたい。このようなレベルの治療をまるで学校で教わるかのように「〜年で修得できる」と考えてしまうのであれば、その人はある程度以上は上達することはないでしょう。
　治療法は受身的に教えてもらうものではなく、自ら求める気持ちがどれほどあるかが重要です。

【Q6】全身の診断をしなくても、メジャーのＬ５だけを初めから調整してはいけないのですか？
　治療の初心の方から時々聞かれる質問で、臨床経験のある人からは出ない質問です。治療上非常に重要なことでもあります。
　Ｌ５の律動調整といっても決して単一ではありません。海洋に深さが

あるでしょう。磯の背丈が立つ深さもあれば、深海もあります。生体機能上表層の一部にだけ影響があるL5もあれば、あらゆる生体組織、中枢器官、あらゆる疾患、病気に関係するL5があります。L5の律動調整にしても粗雑なＰＲ・ＰＬの調整と緻密な調整、ミクロンレベルの微調整もあります。全脊椎、更に仙骨・腸骨・後頭骨・蝶形骨まで調整可能なＬ5。脳と脊髄をすべて調整できるＬ5。下垂体・胸腺・脳動脈、脳静脈まで調整できるＬ5と、それぞれの異常個所を微細にチェックしてそれぞれを確実に解消できることを確認する診断が治療において最も基本です。

レベルの高いL5の律動変位を導き出すために、より多くの各身体組織の精細な異常状態の診断が不可欠なのです。

鍼の刺鍼にしてもたとえ同一の部位に同様な刺鍼をしても、一般レベルの鍼灸師と比類なく熟達した鍼灸師では効果が全く異なります。鍼灸にしてもこうような確信を持てる診断法がないので、治療後の効果を事前に予測することが困難です。律動法では明解な理論によりそれを説明し、セミナーの場では検証を持って説明していますので直接見聞し指導を仰ぐのがよいでしょう。

【Q7】治療後、症状が悪化することがありますが、好転反応ですか？

好転反応というあいまいな用語は律動法にはありません。

症状の消失は、誤診か誤治療によっても起きます。正確な診断法を所有しない治療法では、症状の悪化したとき、術者自身が自信を持てず、好転反応と患者に納得させるしかありません。

正しい診断の下に治療を行えば、症状の増強が誤治療によったのか、正常な回復過程におけるものか判断できます。生体は障害程度により回復過程で症状が消失するものか、減弱するものか、更には知覚鈍麻からの回復により症状が発生するものか異なります。例えば脳梗塞による半身麻痺の回復状態を思えば直ぐわかります。初期には冷感、熱感もなく痛覚もないのが徐々に、感覚が生じ、やがては凝りを感じるようになる

のはかなり回復した後です。誤診、誤治療による症状かあるいは正常な回復による症状か、ＴＲテストその他精細な診断法により明瞭に判定を下すことができるのも律動法の特徴と言えます。

【Q8】 L5の律動調整でどこまで、どのくらい治りますか？

　どこまで効果を上げられるか？ご説明します。

　ＴＲテスト等の筋肉反射テストは、生体に回復力が少しでもあれば、回復力との差を生体は異常として表示します。つまりＴＲテストによる異常反応は、同時にそこまで回復力があることを示しますので、異常を表示している限りＬ5の律動調整により回復可能を示します。

　その範囲は筋骨格系、内臓系、脳・脊髄神経系、目、耳、鼻の五感器系、内分泌系、生体組織すべてにわたり改善することができます。病院医療での難治疾患、難病を治してこそこの律動法が存在する意味があります。肩こり腰痛の一時的改善を目標にするのならこの律動法を学ぶ必要はないのです。あまりに治らない難病が世に満ちています。真の治療家を目標に律動法を学ぶ人が増えてほしいものです。

【Q9】 どのくらい治るのか？

　比類のない正確かつ、詳細な生体診断法を所有しているのです。無限といってよいほどの効果、治癒力を発揮します。治療法とは、もし高度治療法を知ったときには、それ以外の治療法はもはや治療法とは言えないのです。最高の治療法以外には必要がないからです。つまり最高度の治療法から見たらどれも治らない、効果がない治療法ということだからです。

　まして手技治療法は薬物治療のような各疾患に応じた有効な処方は必要がないのです。手を使い、すべての器官組織を治療することができるから全科にわたります。これは鍼灸でも同じで、1～2本の細鍼で人体すべて異常反応を表示する限り治療することができます。

　婦人科では、子宮・卵巣・卵管と個別に診断ができます。子宮にして

も全体、あるいは左右の神経支配の違いごとに診断できます。頸部、体部、底部、内膜などまでやがて透視に近づいた診断できるようになります。先に説明したように、異常反応を検知できたものすべてL5の律動調整で改善します。しかも調整後30秒以内で終了します。

　脳で言えば、人体のあらゆる部位の疾患、障害はすべて関連した問題が脳の一部に、あるいは全体的血流異常、脳呼吸の異常、脳の一部の循環異常、変性として存在しています。タッピング等の手指による診断なら、刺激の大小、粗密の使い分けで大きな障害から、MRI、CTで診断不可能な異常まで診断することができます。1ミリの病巣、10ミクロンの病巣まで知ることができます。それが幼児期の打撲か、風疹、肝炎ウイルスの感染による病巣なのか、まで診断し異常と診断できるものはすべて律動調整で改善することが可能です。

【Q10】ほかに律動法を修得するための参考書はありますか？
　まず、必要な参考書は茂木昭著、新装版「気の治療学・律動法」中央通信社（新装版では新鍼灸法について詳細に記述しました）と「手技治療のための筋肉反射テスト」.たにぐち書店、書籍版、DVD版は必需です。その他、修熟度に応じて律動法についての他の書籍、DVDで臨床技術を深めて行ってください。

『限界のない鍼灸治療』
高度医療を追究する鍼灸師に向けて

◆さらに鍼灸への疑問

　鍼灸の長所については、鎮痛作用、筋緊張を解消する作用等いろいろありますが、鎮痛作用については、鍼灸が得意とする分野の一つで、鍼灸によるがんの緩和ケアに代表されます。これら患者側のニーズにあった種々の鍼灸治療が、すべて社会的価値があることは言うまでもありません。そして鍼灸師もそれぞれの目的の選択があります。

　ただ、本書で取り上げているのは、難病、あるいは種々な慢性・急性の疾患、障害に対して対症療法でなく治すことに目標を絞った鍼灸についてです。この治す鍼灸に徹した立場からの疑問点を述べてみたいと思います。

　近年鍼灸を併設する病院が増えたからといって、鍼灸が進歩している証にはなり得ません。柔整兼業でない単独開業鍼灸師の経営的危機感は一層拍車がかかった観があります。保険適用の拡大を訴える声の大きさから見ても、保険に道を求める鍼灸が発展しているとはとても思えず、わたしは停滞しているか、さらには衰退しつつあるとまで見ています。鍼灸法の各研究団体における講習会では、従来、参加者すべてが指導者の指導理論を信頼、評価をしているとは言いがたいケースが多く見受けられました。

　特に古典派分野では参加者が疑問、矛盾を感じながらもただ反論の余地のない東洋医学理論に異を挟むことなく、組織から離れていく鍼灸師が決して少なくなかったように思えます。資格取得した多くの鍼灸師は漠然と各鍼灸理論の間を行き来しているように思えるのです。

疑問１．経絡治療の指導者が、金属ベルトの腕時計、ピアス等をしていて、あるいは患者が身に付けたまま、なぜ正しい脈診ができるのだろうか？

疑問２．名人芸を排すと言った鍼灸の名人がいたが、誰でもできるレベ

ルの鍼灸で確実な効果を上げられるのだろうか？

　まさに際立った感覚能力を養成するのが、指導者だと思うのですが、本人が真の名人でないことの証明かもしれません。

疑問3．腹症に対する疑問…腹部の硬結は、硬結部位深部の腸管、胃等の機能低下による弛緩の保護作用です。腸管等の組織を正常化することで即座に解消します。背部硬結も同様に、その部位の脊椎の弛緩の結果です。

疑問4．果たしてすべて正常な脈状、腹証を知っているのだろうか？

　経絡診断で異常を調べて治療しても、経絡の流れを知覚できる鍼灸家がいない現状では、正常になったことも確認のしようがないと思います。

疑問5．科学派に対して…病院医学的根拠を重視しても、それでは限界に突き当たっている病院医療以上の効果は望めないのではないでしょうか。

疑問6．古典鍼灸学は人体の構造的、構築学的見方を軽視している。

　骨格の診断学もなく、骨格のない人体の診断学とはいえないでしょうか。子宮内膜症、卵巣膿腫が下垂体の操作で瞬時に改善され、逆子の頭位が手指で仙骨を軽く触れる操作で即、改善されるのです。肩こりも仙骨の傾きを軽く操作すると一瞬にして消失し、逆の操作で肩こりが再現します。操体法の橋本先生も「運動系の歪みを度外視して治療を云々することはナンセンスなのだ…」（「医道の日本」昭和42年12月号）と語っています。

疑問7．古典鍼灸では、体内の解剖学的組織、脳内状況の診断ができない。

　科学派では、すべて病院医学的診断を重視した治療を超えられない。つまり、病院医療以上の医学的体内、脳内の正確な診断ができなくて病院医療以上の治療効果を上げることができるでしょうか。

　半身症候鍼灸法では、真摯な姿勢、求める姿勢さえあれば、誰でも体内組織、脳内組織の診断法、経絡の流れを知覚できる能力を養成する指導をしています。12経脈では、浅層と深層の2種の存在も発見しています。

脊柱の変位と側弯のパターン理論

　骨格の診断学は手技治療のみならず、鍼灸においても本書でその重要性を採り上げたことで理解できたことと思います。そして骨格診断には、脊椎、頭蓋骨、仙骨等個々の骨格の変位に関する診断学と脊椎全体を脊柱として全身のバランス上からとらえる診断学があります。
　この脊柱としての骨格診断理論において、筆者が発見した2種の理論、交互脊椎変位理論と脊椎側弯パターン理論の説明をしてみましょう。

◆脊柱変位、脊椎交互変位理論

　A・K（アプライド・キネシオロジー）での、ロベット・ブラザー（兄弟椎）理論とこの脊椎交互変位理論を比較してみましょう。
　ロベット・ブラザーでの、上部脊柱と下部脊柱は同期的に機能していると説明し、環椎（頸椎1番）が右側に回転すれば、腰椎5番も右側に回転する。
　この同期的同方向の回転は、頸椎2番と腰椎4番、頸椎3番と腰椎3番と続き、同方向はこれまでで、頸椎4番と腰椎2番から胸椎5番と胸椎6番が出会うまで逆方向の回転があるとされています。
　それに対して、脊椎交互変位（交互椎）理論を説明しましょう。頸椎1番～腰椎5番に至るまで、上部脊柱と下部脊柱の対応はなくすべての脊椎が交互に左右逆に回旋していると見ています。頸椎1番が右回旋変位なら頸椎2番は左回旋変位、頸椎3番は右回旋変位、頸椎4番は左回旋変位というように各隣接する脊椎が拮抗作用をしているととらえます。従って環椎が右回旋なら腰椎5番は逆に左回旋しているととらえます。

◆脊椎側弯理論

　側弯は前文でも採り上げましたが、ここではさらに臨床的に高度な領域にまで踏み込んでみましょう。
　ここで言う側弯とは病的側弯のみを指すのではなく、すべての人間が必ず持っている側弯まで含めます。脊柱が生理的カーブがあるように左右方向にも必ず我々はわずかな側弯を持っているのです。それは、誰しも利き足、利き腕があるよう左右均衡ではないのです。それは、脊柱を支えている逆三角形の仙骨の解剖標本を見ても、左右均衡した仙骨がないことからもうかがえます。
　157頁の図を見てください。胸椎・腰椎がＳ字側弯のとき頸椎も同じＳ字側弯が見られます。そして仙骨は逆Ｓ字側弯があります。
胸椎・腰椎が逆Ｓ字側弯の場合は、頸椎、仙骨もすべて上記の逆の側弯が見られます。
　次は、この脊柱の側弯パターを基本にして、他の頭蓋骨の縫合にも踏み込んで見ましょう。あるいは頭蓋骨自体の歪みにも触れてみましょう。
胸椎・腰椎がＳ字のとき（逆Ｓ字のときはすべてこの逆）
後頭骨（ＯＣＣ）の正中線　　…　逆Ｓ字
仙骨の正中線　　　　　　　…　逆Ｓ字
矢状縫合（両頭頂骨の間）　…　　Ｓ字
　以上のパターンが見られますが、後頭骨、矢状縫合については脊椎、仙骨のような完全なパターン化ではなく、高い確率の傾向があると解釈してください。

　以上挙げた2種の脊柱理論は臨床上、人体を理解するための大きな助けになりますが、とくに脊椎側弯理論は臨床が高度領域に入ることでしか理解できない、人体全体の構成を深くとらえる大きな意味を持っています。

おわりに

　今回脱稿してみて思い返すと、本書はわたしの34年間の臨床体験の総決算として生まれたような気がします。
　一般の方が治療を理解しやすく、そのうえで最高の治療とは何かを知ってもらいたいとの思いからこのような本ができました。それはわたしが常々治療室で胸にある
　「治療行為において患者側は受け身ではいけない、治療家以上の正しい知識を持つべきである」
　という考えに沿って筆を執ったものです。それは実際に、より本物の治療の仕方まで知っていただきたい。あるいは読者の皆が家庭内治療の名医になってもらえたらどんなにすばらしいかという思いで進めてきました。なぜわたしが、それほど一般の方々が専門知識、あるいは技術を持つことに関心をもつのかというと、病院医療、鍼灸院、手技治療院どれも、自分の存在を忘れて多くの患者の治療に真摯に打ち込む治療家があまりに少ないと痛感しているからです。
　多くの病苦にあえぐ患者を救うのは、一つには患者自身の、自己の体への感謝から出発する、治療に対する正しい知識を持つこと。
　二つには、医師、代替医療の治療家が患者のために妥協のない治療に徹することです。
　病院から誤診あるいはこじつけの診断のもとに、見当違いな処置を受け悲惨な姿で来院する患者が、毎日何人もいる状況を見ても、医療が変革しなければならないことを痛切に思うのです。
　病院医療に変革を期待するのは、医療制度と開業医が減少し大病院ばかり増える現状から現実的ではありません。
　そこで、本書では鍼灸師、柔整師に向けた内容にもしてみました。特に鍼灸については、薬品・注射・メスとを比較しても、鍼という、これほどの治療効果の高い手段を持ちながら、あまりに成績が上がっていな

い鍼灸界の状況を憂いているのです。
　国民の健康を救える最短距離にあるのは鍼灸なのです。鍼灸家の皆さんが、現状の治療成績に妥協したまま、あるいは組織の中での安定に終始する鍼灸師ばかりになり、鍼灸自身が変革しなければ、あたら優れた治療法である鍼灸も将来廃れると予想しているのです。
　古代中国の神医とされる扁鵲は、人に教えられ仙薬を飲んで30日目に塀を透して外の人が見えたといいます。病人を見ると体内の内臓の疾患が見える。しかし、人には脈を診れば分かると言ったと伝えられています。鍼灸師は本来、日々の臨床経験がそのまま体の感覚を限りなく向上させる道場となります。そのような立場にいない医師に追従して、現状の病院検査のみを重視する姿勢は再考する必要があります。
　病院医療を遥かに凌ぐ診断技術、治療技術を修得しなければ鍼灸の特徴が発揮できません。それにはもっぱら感覚を練磨することです。日々感覚を練磨して、体表を触れている自身の手の感覚が消失する段階に達した触診技術でなくては患者への精緻な診断は不可能です。
　やがて、体内の透視ができてきます。わたしの海外の患者への遠隔治療もすべて、細部にわたる診断をしてきました。感染症から、内臓の炎症、腫瘍、微細骨折まで調べます。
　平成の世に扁鵲を大勢生み出すのがわたしの夢です。夢といっても決して実現不可能なこととは考えていません。それを求める治療家がいるか否かだけなのです。7～8mの距離から上腕骨、鎖骨、大腿骨の微細骨折、脳、内臓の体内透視の望診ができる治療家もすでに20数名を数えています。筆者であるわたしについて言えば仙薬は飲んでいませんが、塀の中でも遠方の人の体内でも知ることができます。ＨＰの動画をご覧ください。数メートル離れた人の脈状を触れずに診断することもできます。未踏の治療、無限の生体機能を探査する鍼灸師、柔整師、指圧師、そして特に医師の出現を長い年月待ち続けています。

◆著者紹介

茂木　昭（もぎ・あきら）

1945年群馬県生まれ。日本鍼灸理療専門学校卒。シオカワスクールオブカイロプラクティック卒。律動法研究会代表。半身症候鍼灸法研究会代表。律動法研究所本部・周気堂治療室院長。信身治療センター院長。一般社団法人・律動法協会理事。

著書に『律動法』たにぐち書店、『手技治療のための筋肉反射テスト』（書籍、DVD版）、鍼灸臨床現場シリーズ1『半身症候鍼灸法』（DVD版）、『律動法の実践』（DVD版）いずれもたにぐち書店、『気の治療学・律動法』中央通信社などがある。

◇周気堂治療室
　横浜市港北区高田東1-24-1
　TEL 045-531-2716
　FAX 045-531-2729
　URL http://www.shukidou.com

奇跡の新鍼灸と手技治療

初版第1刷発行　2014年7月30日
著　者　茂木　昭
発行者　加藤恭三
発行所　知道出版
　〒101-0051 東京都千代田区神田神保町1-40 豊明ビル2F
　TEL 03（5282）3185　　FAX 03（5282）3186
　http://www.chido.co.jp

印　刷　ルナテック
製本所　越後堂製本

©Akira Mogi 2014 Printed in Japan
乱丁落丁本はお取り替えいたします。
ISBN978-4-88664-263-9